Für Joel Manolis
&
Friedrich Wipfel
(1915-2009)

Autor

Heiko Mittelstaedt wurde 1971 in der Lüneburger Heide geboren. Er lebt seit 1998 mit seiner Familie in der Nähe von Heidelberg. 1999 begann er mit dem Erlernen der traditionellen chinesischen Kampf- und Bewegungskunst T'ai Chi Ch'uan. Seither praktiziert er die Yang-Stil Kurzform nach Meister Cheng Man-Ch'ing und unterrichtet diese Form seit 2009 selbst.

HEIKO MITTELSTAEDT
T'ai Chi Ch'uan
太極
Yang-Stil Kurzform nach Meister
Cheng Man-Ch'ing

Bibliografische Information der Deutschen Nationalbibliothek
Die Deutsche Nationalbibliothek verzeichnet diese Publikation in der Deutschen Nationalbibliografie; detaillierte bibliografische Daten sind im Internet über http://dnb.d-nb.de abrufbar.

© 2015 Heiko Mittelstaedt
Alle Rechte vorbehalten
2., vollständig überarbeitete und erweiterte Auflage
Umschlag: H. Mittelstaedt
Fotos und Abbildungen: H. Mittelstaedt; F. Wipfel (†),
A. & L. La Foresta
Tabellen: H. Mittelstaedt
Zeichnungen: F. Wipfel (†), H. Mittelstaedt
Satz und Layout: H. Mittelstaedt, C. Reinisch-Mittelstaedt
Herstellung und Verlag: Books on Demand GmbH, Norderstedt
ISBN- 9783734787768

Heiko Mittelstaedt

T'ai Chi Ch'uan
太極

Yang-Stil Kurzform nach Meister Cheng Man-Ch'ing

Books on Demand GmbH, Norderstedt

„Was im Ton übereinstimmt, schwingt miteinander. Was wahlverwandt ist im innersten Wesen, das sucht einander."

(I Ging)

Die theoretischen Grundlagen, Ratschläge, Informationen uvm. in diesem Buch wurden vom Autor sorgfältig geprüft und in jahrelanger Praxis selbst angewendet. Sie bieten jedoch keinen Ersatz für eine kompetente Unterstützung durch eine ausgebildete T'ai Chi Ch'uan-Lehrerin oder T'ai Chi Ch'uan-Lehrer. Alle Angaben in diesem Buch erfolgen daher ohne jegliche Gewährleistung oder Garantie seitens des Verlags oder des Autors. Eine Haftung des Autors bzw. des Verlags und seiner Beauftragten für Personen-, Sach- und Vermögensschäden ist ebenfalls ausgeschlossen.

Inhalt

Vorwort zur zweiten Auflage	9
Vorwort zur ersten Auflage	12

Teil 1 太極 Geschichte des T'ai Chi Ch'uan

T'ai Chi Ch'uan	19
Meister Cheng Man-Ch'ing	22
Die Bedeutung des Begriffes T'ai Chi Ch'uan	25
T'ai Chi Ch'uan und die Gesundheit	27
T'ai Chi Ch'uan zur Selbstverteidigung	30
T'ai Chi Ch'uan als Meditation	33
Qi Gong	35
I Ging	39
Taoismus	43

Teil 2 太極 Praxisgrundlagen

Die Grundregeln des Tai Chi Ch'uan	49
Die Atmung	52
Die Grundstellung und die Grundstände	57

Teil 3 太極 Qi Gong-Vorübungen

Die Vorbereitung zur Form   65

Die acht Brokate (Baduanjin)
            68

Die Bewegungen der acht Brokate
            70

Das Spiel der fünf Tiere (Wu Qin Xi)   86

Die Bewegungen der fünf Tiere   88

Teil 4 太極 Die Yang-Stil-Kurzform nach Meister Cheng Man-Ch'ing

Die Yang-Stil Kurzform   105

Die Bewegungen der Yang-Stil Kurzform   111

Danksagung   173

Quellenverzeichnis   176

Vorwort zur zweiten Auflage

Die beliebte Yang-Stil Kurzform nach Meister Cheng Man-Ch'ing dient seit vielen Jahren der Gesundheit, der Selbstverteidigung und der Meditation. Die harmonischen Bewegungen dieser T'ai Chi Ch'uan-Form werden stets langsam und ohne Anstrengung ausgeführt.

Mit dem vorliegenden Buch möchte ich allen Interessierten, die innere Ausgeglichenheit in harmonischer Bewegung suchen, einen wirksamen Beitrag zu ihrer Gesundheit leisten wollen und gleichzeitig eine – von einem bedeutenden chinesischen Meister entwickelte – Kunst der Selbstverteidigung erfahren möchten, die Yang-Stil Kurzform näher bringen.

Ich habe lange über die Vollendung dieser zweiten Auflage zur Yang-Stil Kurzform nach Meister Cheng Man-Ch'ing nachgedacht, denn ich war mir bereits im Sommer des Jahres 2009 – nur wenige Monate nach dem Erscheinen der ersten Auflage im Oktober 2008 – der Tatsache bewusst, dass eine überarbeitete Neuauflage von vorn herein mehr oder weniger unvollständig sein würde.

Der Grund für diese „Unvollständigkeit" ist, dass die mir zur Verfügung stehenden Illustrationen für eine Neuauflage allesamt aus der Feder meines Meisters Friedrich Wipfel stammen, der im Sommer 2009 im Alter von 94 Jahren plötzlich und für mich – auch wenn man sich das in Anbetracht seines biblischen Alters eigentlich kaum vorstellen kann – ein wenig unerwartet verstarb.

Meister Friedrich Wipfel strotzte bis kurz vor seinem Tod vor Energie und hatte unglaublich viele Ideen für eine Zweitauflage meines Buches. Leider war es ihm „nur" noch vergönnt, mir Zeichnungen zu den Vorübungen und für insgesamt 17 Stellungen der Yang-Stil Kurzform zu erstellen.

Nach dem Tod meines Meisters stand ich also vor der Wahl, mein Buchprojekt entweder völlig einzustampfen, oder es unvollständig zu Ende zu führen. Ich habe mich gegen ein Einstampfen entschieden, gerade weil es meinem Meister möglich war, für die ersten 17 Stellungen der Form wunderschöne Illustrationen zu schaffen. Für mich war dies nämlich ein Wink des Schicksals.

Ein Wink des Schicksals deshalb, weil es die ersten 17 Stellungen ziemlich in sich haben. Sie enthalten die wesentlichen Elemente der Yang-Stil Kurzform und können außerdem, wenn man nicht ausreichend Platz oder Zeit für die gesamte Form hat, sogar als eigenständige Form ausgeführt werden. Die ersten 17 Stellungen lassen sich von Anfängern überdies recht schnell erlernen. Wer also die ersten 17 Stellungen der Yang-Stil Kurzform beherrscht, kann den Rest der Form ohne große Probleme erlernen.

In der Regel stellt sich beim erlernen von T'ai Chi Ch'uan bereits nach kurzer Zeit ein deutlich spürbarer Erfolg ein. Etwas Ausdauer ist selbstverständlich dennoch notwendig, denn größere Veränderungen vollziehen sich erfahrungsgemäß nicht von heute auf morgen, sondern benötigen einen längeren Zeitraum. Machen Sie, wie ich beim Schreiben dieses Buches, unbeirrt weiter. Alles braucht seine Zeit, und alles hat seine Zeit.

Alles im Leben ist T'ai Ch Ch'uan…

Ihr Heiko Mittelstaedt

Vorwort zur ersten Auflage

Fragt man gestandene T'ai Chi Ch'uan Praktizierende danach, wie lange man denn wohl benötigt, um diese alte Bewegungskunst zu erlernen, hört man oft die orakelhafte Antwort: Ein ganzes Leben lang!

Lassen Sie sich nicht verunsichern. Die gesamte Abfolge der einzelnen Stellungen, auch Form genannt, können Sie durchaus an einem einzigen Wochenende erlernen. Für die Verinnerlichung der Grundprinzipien benötigen Sie jedoch erfahrungsgemäß ein wenig länger und dieser Lernprozess hört tatsächlich nie auf. Bis es richtig *rund* läuft, können unter Umständen schon mal einige Jahre vergehen.

Zuerst müssen Sie nämlich ein paar liebgewonnene Körperhaltungen ablegen, die den fließenden Ablauf der Form behindern würden und durch neue Körperhaltungen ersetzen. Dann wollen diese neuen Körperhaltungen zu allem Überfluss auch noch immer wieder von Ihnen geübt und verbessert werden und den Ablauf der Form müssen Sie auch noch irgendwie erlernen.

Dieser Prozess lässt sich nicht mit Gewalt erzwingen oder gar in einen klaren Zeitrahmen quetschen. Grundsätzlich sollten Sie an das Erlernen des T'ai Chi Ch'uan mit viel Ruhe und Gelassenheit herangehen. Nichts darf erzwungen werden. Unsere schnelllebige Zeit ist da sicher nicht gerade hilfreich, aber genau der Ruhe und Gelassenheit halber wollen Sie ja vielleicht T'ai Chi Ch'uan erlernen.

Der eben erwähnte langwierige Lern- und Verbesserungsprozess führt erfahrungsgemäß leider dazu, dass viele Übende schon nach kurzer Zeit wieder das Handtuch werfen. Um den Spaß am T'ai Chi Ch'uan nicht zu schnell zu verlieren, ist es daher ratsam, dass Sie sich vorher gut überlegen, warum Sie diese Bewegungskunst überhaupt erlernen möchten.

Wollen Sie nur mal eben T'ai Chi Ch'uan erlernen, um „in" zu sein oder planen Sie langfristiger und wollen tiefer einsteigen, um auch die gesundheitlichen Vorteile dieser Bewegungskunst zu erfahren? Wenn Sie sich dafür entscheiden sollten, empfehle ich Ihnen, von Zeit zu Zeit genau in sich hineinzuhorchen. Die gesundheitlichen Veränderungen lassen sich nicht immer an großen Ereignissen erkennen. Entwickeln Sie ein Gespür für die kleinen Veränderungen. Diese Vorgehensweise hilft Ihnen übrigens auch bei Entscheidungen im Alltag und lässt Sie beim T'ai Chi Ch'uan, trotz des langsamen Vorangehens, am Ball bleiben.

Sie sollten sich beim Üben auch ein kleines Ritual angewöhnen, das Ihnen hilft, das Üben der Form vom Alltag zu unterscheiden. Tragen Sie beim Üben immer bequeme Kleidung. Es muss kein teurer Seidenanzug sein, aber tun Sie sich einfach den Gefallen und üben Sie nicht in der Jeans, die Sie bereits den ganzen Tag lang getragen haben.

Abschließend noch ein paar Worte zu diesem Buch. Ich hatte die Wahl, entweder einen dicken Wälzer über T'ai Chi-Ch'uan zu schreiben oder ein übersichtliches Buch, das überall mit hingenommen werden kann. Ich habe mich für die kleine Variante entschieden. Der Nachteil an einem übersichtlichen Buch ist, dass manche Dinge nicht so ausführlich erklärt werden können. Gerade Anfänger werden das sicherlich bedauern.

Ich habe mein Augenmerk in diesem Buch auf eine detaillierte Beschreibung der Yang-Stil Kurzform nach Meister Cheng Man-Ch'ing gelegt. Die nachfolgenden Erklärungen im Praxisteil sollen und können aber keinesfalls das Erlernen der Form unter kundiger Anleitung ersetzen. Diesen Versuch habe ich daher gar nicht erst unternommen. Ich beschränke mich rein auf die Erklärung der Bewegungsabläufe. Sie sollten dieses Buch also eher als Gedächtnisstütze betrachten oder als Appetitanreger, um in der Praxis noch viel mehr über das T'ai Chi Ch'uan erfahren zu wollen.

Wenn Sie sich für einen Kurs entscheiden, sollten Sie sich übrigens gut umsehen. Das Angebot ist mittlerweile riesig und nahezu unüberschaubar geworden. Es ist aber bestimmt auch für Sie etwas dabei. Sie tun jedoch gut daran, nur zu einer Ausbildungsstätte Ihres Vertrauens zu gehen. Gefällt Ihnen die Art und Weise der Ausbildung nicht, oder liegen die Schwerpunkte nicht im gewünschten Interessensbereich, dann sollten Sie den Unterricht unverzüglich abbrechen und sich woanders umschauen.

Viel Spaß beim Lesen und Üben!

Ihr Heiko Mittelstaedt

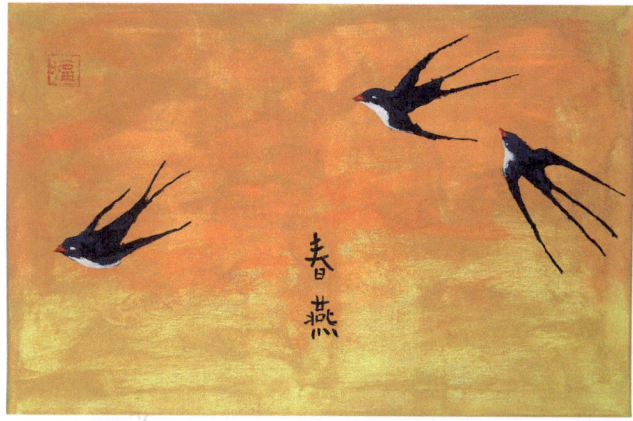

(Abb. 1: *„Schwalben im Sommer"*; H.Mittelstaedt)

Teil 1
太極
Geschichte des T'ai Chi Ch'uan

T'ai Chi Ch'uan

T'ai Chi Ch'uan ist eine jahrtausende alte chinesische Bewegungsform. Das wird jedenfalls behauptet und in vielen Büchern oder Kursen werden Sie das zu lesen oder zu hören bekommen. Doch T'ai Chi Ch'uan ist eigentlich kein Relikt aus grauer Vorzeit und somit auch keine uralte chinesische Tradition!

Es ist allerdings nicht sicher, wer das T'ai Chi Ch'uan erfunden hat und wann es erfunden wurde. Die Schweizer waren es aber ganz sicher nicht. Es waren vielmehr die alten Chinesen, deren Literatur voll ist von Sagen und Legenden über die Herkunft der sanften Bewegungs- und Kampfkunst. Ich habe während meiner Recherche zu diesem Buch beispielsweise folgende schöne Geschichte gefunden:

Der weise und alte taoistische Priester Zhang San-Feng meditierte auf dem heiligen Berg Wu-Dang. Während seiner Meditation fiel er in einen tiefen Schlaf, und hatte einen Traum, in dessen Verlauf ihm der legendäre Kaiser Xuan-Wu das T'ai Ch Ch'uan offenbarte; als Geschenk der Götter an die Menschen sozusagen.

Das ist sicher eine wunderschöne Geschichte, die durchaus verfilmt werden könnte. Die Historiker gehen jedoch davon aus, dass es in Wahrheit die Familie Chen aus der Provinz He-Nan war, die einen Vorläufer des T'ai Chi Ch'uan entwickelte und verbreitete. In der Zeit der Ming-Dynastie wurde die Kampfkunst der Familie Chen dann unter General Qi Ju-Guang (1528-1587 n.Chr.) weiterentwickelt.

Der noch heute verwendete Begriff „T'ai Chi Ch'uan" tauchte erstmals bei Großmeister Wang Tsung-Yue (1736-1795 n.Chr.) auf. Irgendwann übernahm erneut die Familie Chen, deren Stil vorher über 200 Jahre lang geheim blieb, diesen. Ab 1850 verbreitete sich die Bewegungskunst plötzlich rasend schnell über ganz China.

Eine weitere Familie, die das T'ai Chi Ch'uan maßgeblich prägte, war die Familie Yang. Der Begründer des Yang-Stils, Yang Luchan, erlernte sein Handwerk bei der Familie Chen. Vermutlich war er es, der ab 1850 die Bewegungskunst außerhalb seiner Gastfamilie verbreitete und damit gegen eine wichtige Tradition verstieß.

Das frühe T'ai Chi Ch'uan – man unterscheidet insgesamt fünf Familienstile (Chen-, Yang-, Wu/Hao-, Wu- und Sun-Stil) – veränderte sich im vorletzten und letzten Jahrhundert erheblich. Mittlerweile gibt es rund 30 Stilrichtungen, aus denen die explosiven und kraftbetonten Elemente, die allerdings im Chen-Stil bis zum heutigen Tag enthalten sind, herausgenommen wurden.

Übriggeblieben sind überwiegend die lockeren, sanften und tänzerisch anmutenden Teile, die unter anderem auch ein eindeutiges Kennzeichen der Yang-Stil Kurzform nach Meister Cheng Man-Ch'ing sind. Das moderne T'ai Chi Ch'uan ist nunmehr ein weicher Stil des Kung Fu geworden; ein innerer Kampfstil.

Meister Cheng Man-Ch'ing

Meister Cheng Man-Ch'ing (1900-1975) war der letzte Großschüler des Yang-Stil Großmeisters Yang Cheng-fu (1883-1936). Durch Cheng-fu bekam er mündliche Überlieferungen der Stilart, die keinem anderen Schüler vor ihm übermittelt worden waren. 1946 entwickelte er eine eigene Yang-Stil Kurzform, die sich aus insgesamt 38 Stellungen zu einer völlig neuen Bewegungsform zusammensetzte. Ein Jahr später schrieb er sein wichtigstes Werk *Dreizehn Kapitel zu T'ai Chi Ch'uan*. Darin beschreibt ihn seine Frau wie folgt:

„In seiner Jugend war mein verstorbener Ehemann Man-ch'ing in einer körperlich äußerst schwachen Verfassung, doch er war sehr intelligent und widmete sich intensiv seinem Studium. […] Er widmete sich weitreichenden Lehraufträgen und sozialen Aufgaben mit verschiedenen Schriftstellern und zog sich infolge dieser Arbeit eine Lungenkrankheit zu. Sein Zustand verschlechterte sich ständig, die Ärzte waren nicht in der Lage, ihm zu helfen. Glücklicherweise lernte er durch seine Freunde den großen T'ai Chi Ch'uan-Meister Yang Cheng-fu kennen und wurde sein letzter Schüler. Sechs Jahre lang übte er täglich mit Meister Yang, und seine körperliche Verfassung verbesserte und

kräftigte sich daraufhin. Mein Mann war der tiefen Überzeugung, daß T'ai Chi Ch'uan für alle Menschen von Nutzen sein konnte, weshalb er sich bemühte, diese Kunst allgemein bekannt zu machen.", schreibt Frau Cheng im Vorwort des Buches *Dreizehn Kapitel zu T'ai Chi Ch'uan* über das Leben und Wirken ihres Mannes. (*Quelle: Cheng Man-Ch'ing 2001: 9*)

Cheng Man-Ch'ing ließ viele Wiederholungen aus der traditionellen Yang-Stil Langform heraus. Seine Kurzform ist somit erheblich kürzer als die eigentliche Yang-Stil Langform. Die Kurzform hat sich überall in der Welt durchgesetzt und erfreut sich heute großer Beliebtheit. Es gibt sogar eine Schwertform.

Im Unterricht legte Meister Cheng Man-Ch'ing großen Wert auf die Einhaltung des – tatsächlich uralten – T'ai Chi-Prinzips (Yin und Yang). Seiner Meinung nach konnte ein gutes T'ai Chi Ch'uan nur durch entsprechende Fähigkeiten in der Umsetzung dieses elementaren Prinzips nachgewiesen werden.

„Was im Ton übereinstimmt, schwingt miteinander. Was wahlverwandt ist im innersten Wesen, das sucht einander.", heißt es im I Ging dazu.

Meister Cheng Man-Ch'ing machte sich diesen Ausspruch zu eigen. Seine Schüler bekamen daher besonders viele Partnerübungen (Push Hands) vermittelt. Sie mussten sich zudem auch im Wettkampf (Tuishou) beweisen. Die Ausübung der Form war aus seiner Sicht nur das Mittel zum Zweck.

Auch mit sich selbst war Cheng Man-Ch'ing ziemlich streng. So sagt er in seinem Vorwort zum Buch *Dreizehn Kapitel zu T'ai Chi Ch'uan*: *„Bis zum heutigen Tage habe ich es ohne Versäumnis wenigstens sieben Minuten jeden Morgen nach dem Aufstehen und am Abend vor dem Schlafengehen geübt. Ich bin voller Energie und erfreue mich täglich vollkommener Gesundheit."* (*Quelle: Cheng Man-Ch'ing 2001: 14*)

Die Bedeutung des Begriffes T'ai Chi Ch'uan

Das heutzutage verbreitete T'ai Chi Ch'uan ist kein Relikt aus den Anfängen der Menschheit und somit eigentlich auch keine uralte chinesische Tradition. Aber „uneigentlich" liegen dieser sanften Bewegungs- und Kampfkunst natürlich uralte Prinzipien und Bewegungskünste zugrunde, von denen das Qi Gong wohl den größten Einfluss auf die Entwicklung dieser traditionellen chinesichen Kampf- und Bewegungskunst hatte.

Doch auch wenn das unbestritten der Fall ist, darf das T'ai Chi Ch'uan niemals mit dem Qi Gong gleichgesetzt werden. Wenngleich das T'ai Chi Ch'uan sehr viele Bewegungsabläufe aus dem Qi Gong aufgreift, so sind die beiden Bewegungsarten dennoch nicht ein und dasselbe.

Info: Das Qi Gong und das T'ai Chi Ch'uan verwenden ein gemeinsames T'ai Chi-Prinzip (Yin & Yang) aus dem I Ging bzw. aus dem Taoismus.

Sehr interssant ist in diesem Zusammenhang auch die Übersetzung des Begriffes *T'ai Chi Ch'uan*. *T'ai Chi* heißt in der Übersetzung „Das große Ganze" beziehungsweise „Das höchste Prinzip".

Das Schriftzeichen *T'ai* stellt dabei einen gehenden Menschen dar, der sich seiner selbst bewusst ist. Das Zeichen *Chi* verkörpert einen Baum und einen Menschen zwischen Himmel und Erde. Das Zeichen für *Ch'uan* ist eine geschlossene Hand oder eine leere Faust und steht für Konzentration und Energie.

Oftmals wird *Chi* (ausgesprochen Tschi) einfach mit dem Wort „Energie" übersetzt (also *T'ai Chi* für „Mensch und Lebensenergie"). Das stimmt jedoch nicht, denn im Chinesischen schreibt man Lebensenergie *Ch'i* (ausgesprochen leider auch Tschi!). Die Worte klingen zwar gleich, sind es aber von der Bedeutung her ganz und gar nicht.

Info: T'ai Chi Ch'uan heißt übersetzt:
„Das höchste Prinzip des Faustkampfs"

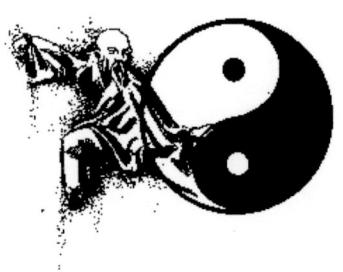

(Abb. 2: „*T'ai Chi Ch'uan*"; F. Wipfel)

T'ai Chi Ch'uan und die Gesundheit

In der Traditionellen Chinesichen Medizin (TCM), spielen Bewegungsübungen bereits seit mehr als 4000 Jahren eine bedeutende Rolle. Vor allem das Qi Gong werden seit jeher gezielt eingesetzt, um Erkrankungen zu heilen und um die Entstehung von Krankheiten zu verhindern. Heutzutage nutzt man zur Heilung auch immer häufiger alle existierenden T'ai Chi Ch'uan-Formen.

Sämtliche T'ai Chi Ch'uan-Formen regen die Lebensenergie (das Ch'i) an. Richtig ausgeführt, kann man mit dem T'ai Chi Ch'uan Stauungen im Körper auflösen und eine schwache Lebensenergie austauschen. Dazu wird das Energiezentrum des Körpers, das „Dantien", angeregt. Es befindet sich zwei Finger breit unter dem Bauchnabel und ist am Besten mit einem aufladbaren Akku zu vergleichen.

Darüber hinaus werden durch die Übungen die Muskeln, Sehnen und Knochen beweglich gehalten, wobei insbesondere auf eine Stärkung der Füße (den „Wurzeln" des Menschen) hingearbeitet wird. Da die T'ai Chi-Ch'uan-Übungen mit aufrechter Wirbelsäule ausgeführt werden, wirkt man durch einen deutlich spürbaren Dehneffekt außerdem einer Schädigung der Bandscheiben entgegen. Abschließend wird auch das Nervensystem entlastet. Die sanften und ruhigen Bewegungen – in Verbindung mit einer tiefen Atmung – wirken entspannend auf den Organismus. Dadurch wird in erhöhtem Maße Stress abgebaut.

Ich habe im Laufe der Jahre zu meinem (und auch zu Ihrem) Bedauern festgestellt, dass viele Praktizierende bei der Ausübung der Form den kämpferischen Ursprung des T'ai Chi Ch'uan teilweise vollkommen ausblenden, und nur den Gesundheitsaspekt in den Vordergrund stellen. Dagegen ist im Grunde – vor allem hinsichtlich eines anzustrebenden friedvollen Miteinanders – erst einmal nichts einzuwenden. Die heilende Wirkung des T'ai Chi Ch'uan ist auch ohne den kämpferischen Aspekt unbestritten, doch leider führt das Ablehnen des kämpferischen Aspektes dazu, dass die Form zwar „rund", jedoch meist nicht mehr in der richtigen Art und Weise ausgeführt wird. Das mindert unter Umständen den heilenden Erfolg, der eigentlich angestrebt wird.

Jeder Meister hat sicherlich seine ganz persönliche Meinung, was richtig oder falsch ist aber Fakt ist, dass den meisten Übenden sehr oft die gewünschte Gesundheitsverbesserung verwehrt bleibt, weil bei der Ausübung der Form schlichtweg falsche Haltungen eingenommen werden.

Info: Viele Stellungsfehler, die oft zu einem erheblichen Frust bei den Übenden führen, lassen sich bereits zu Beginn des Lernprozesses vermeiden, wenn in den Bewegungsablauf, wenigstens hin und wieder, imaginäre Kampfhandlungen eingebaut werden.

Damit lässt sich z.B. nachhaltig verhindern, dass unglückliche Arm- oder Beinbewegungen ausgeführt werden, die für einen außen stehenden Betrachter zwar rund und elegant erscheinen, aber in Bezug auf die Gesundheit und das innere Vorankommen keinerlei positive Wirkung haben.

Die alten Meister gaben immer den Ratschlag, so zu üben, als habe man es mit einem Gegner zu tun. Dagegen solle man im Kampf so vorgehen, als würde man üben.

T'ai Chi Ch'uan zur Selbstverteidigung

T'ai Chi Ch'uan gehört zur sanften Schule, auch innere Schule genannt. Im Gegensatz zur harten Schule (z.B. Karate) – äußere Schule genannt – geht es bei dieser inneren Kampfkunst nicht darum, Kraft gegen Kraft einzusetzen. Vielmehr wird einer einwirkenden Kraft nachgegeben, ohne dabei den Kontakt zum Gegner zu verlieren. Die kreisförmigen Bewegungen neutralisieren die Kraft eines Angreifers, der einen dadurch nicht mehr treffen kann.

Das T'ai Chi Ch'uan ist eine vollendete Form der Selbstverteidigung, die im Einklang mit der Natur steht. Der Ausübende verhält sich im Kampf wie das Wasser. Laotse sagt dazu:

"Es gibt nichts Weicheres und Nachgiebigeres unter dem Himmel als das Wasser. Dennoch: Um harten Granit anzugreifen, kenne ich nichts Besseres. Das Schwache kann das Starke bezwingen, das Zarte besiegt das Grobe. Jedermann unter der Sonne weiß das. Doch handelt jemand danach?" (Quelle: Tao te king; Köln 2006)

Das T'ai Chi Ch'uan ist vergleichbar mit einem ruhig dahinfließenden Strom, der plötzlich in kleine Strudel übergeht. Man übt die Form zuerst langsam und entwickelt später im Kampf eine besondere Schnelligkeit.

Info: Die klassischen Schriften raten dazu, sich beim Ausüben der Form mit den Füßen wie ein Baum im Erdreich zu verwurzeln (gefühlt mindestens 7 Meter tief). Die Bewegungen beim T'ai Chi Ch'uan haben ihren Ursprung in den Füßen, gehen dann durch die Beine, werden **nur** von den Hüften gelenkt und wirken schließlich über den Rücken, die Arme und die Hände. Nur wenn einem dies gelingt (machen Sie sich dies zu Ihrem Übungsziel), kann man alle Bewegungen als Einheit ausführen.

Finden Sie unbedingt Ihren inneren Frieden, denn jedem eigenen Angriff geht ein Energiesammeln voraus. Die gesammelte Lebensenergie (Ch'i) sinkt ins Dantien und ist jeder bloßen Muskelkraft überlegen. Dabei ist es notwendig, jedem einzelnen Augenblick des Kampfes die volle Aufmerksamkeit zu schenken, die Bewegungen des Gegners zu erfühlen und an ihm zu kleben. Jan Silbersdorff – ein sehr bekannter T'ai Chi Ch'uan-Lehrer aus Hamburg – sagt dazu treffend:

„Der Gegner bewegt sich nicht, ich bewege mich nicht. Der Gegner bewegt sich, ich bin schon da." (Quelle: Chen, München 2005)

Man kann sich mit gut ausgeführtem T'ai Chi Ch'uan durchaus wirkungsvoll verteidigen. Es handelt sich nicht um simples Rentnerkarate, wie viele Skeptiker (meist aus der harten Schule stammend) meinen. Allerdings sollte man – gerade am Anfang – nicht zuviel von sich und seiner Kampfkunst erwarten. Um in einem echten Kampf zu bestehen, bedarf es nämlich weitaus mehr, als nur der regelmäßigen Ausübung der Form. Daher empfehle ich Ihnen dringend, einer echten Kampfhandlung von vorn herein aus dem Weg zu gehen.

Ich gehe bei der Beschreibung der Yang-Stil Kurzform im vierten Teil dieses Buches bei einigen Stellungen – meiner eigenen friedfertigen Einstellung zum Trotz – näher auf den kämpferischen Aspekt des T'ai Chi Ch'uan ein, um Ihnen einerseits einen Einblick in die Selbstverteidigung mit dem T'ai Chi Ch'uan zu ermöglichen und Ihnen andererseits eine Erklärung dafür zu bieten, warum manch' „rund" anmutende Hand- und Fußbewegung auf den ersten Blick zwar elegant und durchaus nach T'ai Chi Ch'uan aussieht, aber im Grunde völlig falsch ist.

T'ai Chi Ch'uan als Meditation

Ich habe von meinen bisherigen Meistern gelernt, das T'ai Chi Ch'uan als „Meditation in Bewegung" auszuführen.

Dieser bewegten Meditationsart gelingt es auf fast spielerische Art und Weise, die chinesische Weltanschauung des Gleichgewichts von Yin und Yang (das T'ai Chi-Prinzip) umzusetzen, ohne minuten- oder gar stundenlang ruhig sitzen und auf einen Punkt auf der Wand starren zu müssen.

Beim T'ai Chi Ch'uan wird der innere und äußere Bereich des Körpers miteinander verbunden. Dies geschieht in erster Linie im Einklang mit einer tiefen und fließenden Atmung, dem Fließen des eingesammelten Ch'i (sinkt immer von oben nach unten ins Dantien) und der fließenden Bewegungen beim Ausführen der Form. Der Geist wird der Motor der Form und diesen Zustand kann nur durch Ruhe und Konzentration erreicht werden, also durch Entspannung beziehungsweise durch innere Ausgeglichenheit.

Wie ich bereits sagte, müssen Sie unbedingt Ihren inneren Frieden finden, um das T'ai Chi Ch'uan vernünftig ausführen zu können. Zugleich hilft

Ihnen die Ausübung von T'ai Chi Ch'uan dabei, ihr Zentrum zu finden.

Info: Tragen Sie beim Training bequeme Kleidung und flache Schuhe. Es muss kein teurer Seidenanzug sein, aber tun Sie sich den Gefallen und üben Sie nicht in der Jeanshose, die Sie bereits den ganzen Tag lang getragen haben. Trainieren Sie an einem ebenen und windgeschützten Platz und üben Sie bitte niemals unmittelbar vor oder nach einer schweren Mahlzeit.

Trainieren Sie Ihrer Gesundheit und zur Steigerung Ihrer Fähigkeiten im T'ai Chi Ch'uan zuliebe regelmäßig Qi Gong. Qi Gong-Übungen sind hervorragend zur Vorbereitung geeignet, bevor man mit der eigentlichen T'ai Chi Ch'uan-Form beginnt. Im zweiten Kapitel des Buches lernen Sie zwei legendäre Übungen kennen: „Die acht Brokate (Baduanjin)" und „Das Spiel der fünf Tiere (Wu Qin Xi)".

Trainieren Sie die Form, vor allem aber Partnerübungen, stets rücksichtsvoll. Die Abläufe sehen zwar harmlos aus, können aber durchaus eine unerwünschte Wirkung entfalten. Beachten Sie unbedingt, dass Sie eine Kampftechnik, und T'ai Chi Ch'uan ist eine Kampftechnik, nur im Verteidigungsfall anwenden sollen und dürfen. Meiden Sie Situationen, die für Sie oder andere Personen, zu einer Gefährdung führen können.

Qi Gong

Qi Gong (gesprochen Tschi Kung) ist eine etwa 4000 Jahre alte chinesische Heilkunst. Die Chinesen bezeichnen mit *Ch'i* (Tschi) die „Lebensenergie". Das Wort *Gong* (gesprochen Kung) bedeutet „Beherrschung". Da die Worte *Ch'i* in Qi Gong und *Chi* – bedeutet *Baum* – in *T'ai Chi Ch'uan* (gesprochen Tai Tschi Tschuan) völlig identisch klingen, werden die beiden Begriffe oft miteinander verwechselt. Das *Chi* in *T'ai Chi Ch'uan* steht jedoch immer zusammen mit dem Wort *T'ai* und bedeutet „das höchste Prinzip".

Info: Die Beherrschung der Lebensenergie erreichen Sie durch regelmäßiges, ruhiges und konzentriertes Üben.

Die Lebensenergie *Ch'i* könnte innerhalb des westlichen Kulturkreises bestenfalls mit den Worten Atem, Dampf, Kraft oder Energie übersetzt werden. Allerdings ist *Ch'i* keine greifbare Materie und die Chinesen verstehen das *Ch'i* nur durch die Wirkung, nicht durch seine Gestalt. Eine wörtliche Übersetzung ist daher immer unvollständig beziehungsweise nahezu unmöglich. Dr. Jian Wang und Karl Schmeisser haben dennoch eine schöne Beschreibung für das Qi Gong gefunden:

"Qigong ist eine sanfte Art der konzentrierten Bewegung, die diese lebendige Harmonie (Anm. d. Verfassers: Harmonie zwischen Geist und Körper) anregen und festigen soll. Wer regelmäßig Qigong übt, spürt, wie sich das Gefühl von Lebendigkeit in seinem Körper ausbreitet. Die konzentrierte, harmonische Bewegung wirkt wie ein Grundton, der den gesamten Menschen – seinen Körper und seine Seele – zum Mitschwingen bringt. Aus der Harmonie entspringt Lebensfreude, in der Harmonie findet man zu Ruhe und Entspannung, durch Harmonie werden Körper und Geist gestärkt. So ist Harmonie die Basis für die Gesundheit." (Quelle: Wang und Schmeisser 1999: 3)

Info: Das T'ai Chi Ch'uan ist aus dem Qi Gong hervorgegangen. Das T'ai Chi Ch'uan wendet die Bewegungsprinzipien des Qi Gong an.

Die Balance zwischen Harmonie und Körperbeherrschung hat im Verlauf der Jahrtausende die Denkweise der Chinesen geprägt und hält sich bis zum heutigen Tag beispielsweise auch im Taoismus (entstanden etwa 1000 v.Chr.) und im Buddhismus (entstanden etwa 400 v.Chr.). Sogar der Konfuzianismus (entstanden etwa 500 v.Chr) bedient sich dieser Elemente.

Info: Die Atemübungen und die Bewegungslehre des Qi Gong bilden einen elementaren Teil der chinesischen Kampfkünste, zu der auch das T'ai

Chi Ch'uan gehört. Gleichzeitig stellen die Übungsmethoden ein in sich geschlossenes System dar. Es gibt tausende Qi Gong -Stilrichtungen, die alle in direkter Verbindung zu den Kampfkünsten stehen.

„Qigong versteht sich als ganzheitliches System mit Selbstheilungstechniken und Meditation, es ist ein althergebrachtes und kontinuierlich fortentwickeltes Verfahren, das gesundheitsfördernde Körperhaltungen, Bewegung, Selbstmassage, Atemtechniken und Meditation umfasst. Durch diese verschiedenen Übungsmethoden soll Qi im Körper gesammelt und gespeichert werden wie in einem Reservoir. Außerdem kann durch diese Techniken unreines oder verschmutztes Qi – eine Krankheiten auslösende Substanz – gereinigt und in reines, heilendes Qi umgewandelt werden. Ziel einiger Qigong-Übungen ist es daher, das unreine Qi, ähnlich wie beim Atmen, auszuscheiden und so zu eleminieren." (Quelle: Cohen 2005: 30)

Das Qi Gong beeinhaltet Übungen zur Stärkung, Gesunderhaltung und Lenkung des Ch'i. Man unterscheidet hierbei „innere Übungen" und „äußere Übungen". Innere Übungen werden fast ohne Körperbewegungen ausgeführt, während bei den äußeren Übungen mit dem Ch'i richtiggehend gearbeitet wird.

Die bekannten Shaolin-Kämpfer nutzen noch eine dritte Übungsform. Hierbei handelt es sich um Abhärtungsübungen, die zu herausragenden körperlichen Eigenschaften führen.

I Ging

Das I Ging (gesprochen I Tsching) ist für T'ai Chi Ch'uan Praktizierende und Qi Gong-Übende, neben dem „Tao te king" von Laotse, **DAS** Buch der Bücher. Es ist ein uraltes Orakel- und Weisheitsbuch, das in einer Zeit irgendwo vor dem Auftauchen des Taoismus geschrieben wurde. In ihm wurde die Grundidee des T'ai Chi Ch'uan niedergeschrieben; die Phliosophie von Yin und Yang.

> **Info:** Alles ist in Bewegung, alles wandelt sich. Oft spürt man die Wandlungen kaum und ein anderes Mal spürt man die Veränderungen jäh und brutal.

„Das I Ging, das >>Buch der Wandlungen<<, offenbart in der Tat ein >>System für die ganze Welt<<. Niemand weiß genauer, wann es geschaffen wurde und wer es geschaffen hat. Indessen war man sich in China über die Jahrtausende einig, dass dessen Schöpfer zu den größten Weisen des Altertums gezählt werden müssen. Gleichsam als ein einzigerartiger >>Wegweiser<< für das menschliche Leben hat es die gesamte Geschichte Chinas begleitet und dabei dessen größte Geister zu tiefen Gedanken, ja, zur Entwicklung ganzer philosophischer Systeme angeregt. Man kann es die >>Bibel<< der Chinesen nennen, war es in China doch

seit über 2000 Jahren das >>Buch der Bücher<<."
(*Quelle: Wilhelm 2004: 11*)

Die Chinesen kennen eine Urquelle, die **Wu Chi** genannt wird. Aus dieser Urquelle entstanden die – sich austauschenden – Gegensätze Yin und Yang, die im späteren Taoismus als Grundlage für das T'ai Chi-Prinzip herangezogen wurden. Im I Ging werden alle gegensätzlichen Erscheinungen durch Linien dargestellt, wobei eine durchgezogene für Yang (männlich, Tag, Feuer, Luft, Tatkraft, ungerade Zahlen usw.) steht und eine unterbrochene Linie für Yin (weiblich, Nacht, Feuchtigkeit, Intuition, gerade Zahlen usw.).

durchgezogene Yang-Linie ▬▬▬▬▬▬
unterbrochene Yin-Linie ▬▬▬ ▬▬▬

Aus diesen Linienarten bilden die Chinesen zuerst acht Trigramme (Ba Gua). Die Trigramme sind eine Momentaufnahme der Energien des Universums und der menschlichen Beziehungen zu ihnen. Jedes Trigramm hat einen Namen und eine Bedeutung, die Sie sich nicht unbedingt merken müssen, aber durchaus einmal gesehen haben sollten:

☰	Kiän, das Schöpferische (Himmel)
☷	Kun, das Empfangende (Erde)
☳	Dschen, das Erregende (Donner)
☵	Kan, das Abgründige (Wasser)
☶	Gen, das Stillehalten (Berg)
☴	Sun, das Sanfte (Wind, Holz)
☲	Li, das Haftende (Feuer)
☱	Dui, das Heitere (See)

(Abb. 3: „Die acht Trigramme"; H.Mittelstaedt)

Eine weitere Darstellungsart des T'ai Chi-Prinzips ist das T'ai Chi-Symbol, in dem Yin jeweils die dunkle Seite und Yang die helle Seite eines Kreises einnehmen (siehe Abb. 2 auf Seite 26).

Die Yang-Stil Kurzform nach Meister Cheng Man-Ch'ing baut auf 13 Grundstellungen auf, die auf dem I Ging basieren. Sie entsprechen den fünf Elementen (Feuer, Wasser, Erde, Holz und Metall) und den 8 vorgenannten Trigrammen aus dem I Ging. Alle 38 Stellungen innerhalb der Form sind Abwandlungen der 13 Grundstellungen.

Die fließenden Bewegungen innerhalb der Stellungen entsprechen dem stetigen Wandel zwischen Yin und Yang: Auf ein „Zurückrollen" folgt beispielsweise immer ein „Drücken", auf ein „Abwehren" folgt stets ein „Stoßen".

Taoismus

Ihre Reise in die Geschichte des T'ai Chi Ch'uan begann vor ein paar Seiten mit kleinen Schritten. Sie lernten auf Ihrem Weg durch die Historie den Begriff Qi Gong kennen und auch das Weisheitsbuch I Ging ist Ihnen nicht länger unbekannt. Sie haben sogar schon etwas über das T'ai Chi-Prinzip gehört. Jetzt ist es an der Zeit, dass Sie dieses grundlegende Prinzip aus dem I Ging abschließend noch ein wenig näher kennenlernen.

Das T'ai Chi-Prinzip aus dem I Ging wurde vom Taoismus weiterentwickelt. Der Taoismus ist vom Grundwesen her eher eine Philosophie und keine Religion. Mittlerweile hat diese Philosophie jedoch mehr und mehr religiöse Züge angenommen. Viele Chinesen sind bekennende Taoisten.

Die chinesische Regierung hat sogar eine staatskonforme Version des Taoismus geschaffen, und so verwundert es kaum, dass nicht mehr allzuviel von den ursprünglichen Prinzipien erhalten geblieben sind. Doch gerade um diese verloren gegangenen Prinzipien geht es beim T'ai Chi Ch'uan in der Hauptsache.

Der Ursprung des Taoismus geht bis zum Qi Gong zurück, doch erst Laotses Werk „Tao te king – Das Buch vom Sinn und Leben" begründete die Philosophie des Taoismus. Von Laotse weiß man sehr wenig, und einige Forscher meinen sogar, dass es eine lebende Person mit diesem Namen niemals gegeben hat.

Das „Tao te king" existiert jedenfalls und es enthält wichtige Prinzipien zum Umgang mit den Mitmenschen und zum Umgang mit der eigenen Person sowie zum T'ai Chi Ch'uan.

Der Philosoph Laotse, so es ihn denn wirklich gab, war der Meinung, dass der Mensch durch seine Existenz und Handlungen die perfekte Ordnung der Dinge durcheinander brachte. Er riet dazu, zu den eigenen natürlichen Quellen zurückzukehren.

Info: Erlernen Sie die Kunst des Handelns durch Nichthandeln.

„[...] Das „Nicht-Tun" („wu wei") ist das höchste Prinzip, was jedoch nicht heißt, dass man sich tatenlos zurücklehnen soll, sondern dass man sich mit den natürlichen Wegen des Schicksals abfinden und nicht gegen sie ankämpfen soll. Wie ein Fisch im Wasser sich den Strömungen und Wellen anpasst und mit ihnen mitschwimmt, ohne sich dagegen zu wehren, so soll der Mensch seinen Weg gehen, ohne an unabänderlichen

*Dingen zu zerbrechen oder vom „rechten Weg"
abzukommen." (Quelle: Blahut 2003: 16)*

Es geht beim „Nicht-Tun" übrigens nicht darum, dass Sie Schläge und Tritte (oder andere Angriffe) eines Gegners unbeteiligt hinnehmen und sich von ihm verprügeln oder ärgern lassen sollen. Ziel ist es vielmehr, um beim Bild des Wassers zu bleiben, fließende Bewegungen – und sei es nur in der Vorstellung – auszuführen, und mit der Strömung zu schwimmen beziehungsweise sich vom Wasser umströmen zu lassen.

Allerdings würde auch das auf Dauer zu nichts führen. An einer ganz bestimmten Stelle im Kampf (oder in einer Diskussion) müssen Sie die Energie gegen den Gegner richten, und ihn zu Fall bringen.

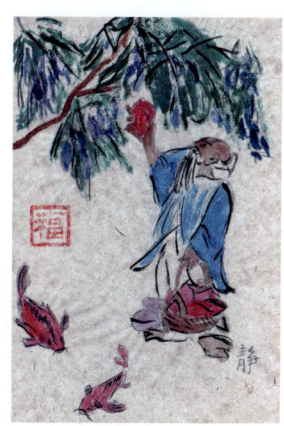

(Abb. 4: *„Gott des langen Lebens am Glyzinienteich"*;
H.Mittelstaedt)

Teil 2
太極
Praxisgrundlagen

Die Grundregeln des T'ai Chi Ch'uan

Zu Beginn Ihrer T'ai Chi Ch'uan-Praxis werden Sie Ihre ganze Aufmerksamkeit erfahrungsgemäß auf die Haltung Ihrer Hände, Arme, Beine und Füße richten. Nahezu jede Anfängerin und jeder Anfänger steckt zudem vor der Ausführung einer Bewegung gedanklich entweder noch in der vorherigen Stellung oder überlegt sich bereits den Ablauf der nächsten (oder sogar der übernächsten) Stellung.

Anfangs ist das Nachdenken über den Ablauf der Form mehr als verständlich. Mit der Zeit sollten Sie die Form – auch wenn Sie stecken bleiben – jedoch mehr und mehr einfach fließen lassen. Sie sollten Ihre Umgebung bei der Ausübung der Form zwar deutlich wahrnehmen, aber mit Ihren Gedanken nicht an dem Wahrgenommenen haften bleiben.

Das ist nicht einfach und es gibt kein Patentrezept dafür, das auf einem Blatt Papier festgehalten werden kann und das Ihnen weiterhilft, wenn mal wieder Not am Mann (oder an der Frau) ist. Es gibt aber viele Prinzipien und Regeln und die einfachste goldene Regel lautet:

Übe stets sanft, fließend, langsam und entspannt.

Ich empfehle Ihnen die Einhaltung der 10 Grundregeln des T'ai Chi Ch'uan von Meister Yang Ch'en-Fu, die vollständig lauten:

Übe stets sanft, fließend, langsam und entspannt.

Richte den Kopf entspannt auf.

Ziehe die Brust zurück und halte den Rücken gerade.

Lasse das Kreuz und die Taille locker.

Halte Leere und Fülle auseinander; verteile das Gewicht richtig.

Lasse die Schultern und die Ellenbogen hängen.

Wende dein Gefühl und nicht Gewalt an.

Koordiniere dein Oben und Unten.

Stelle die Harmonie zwischen Innen und Außen her.

Sorge für einen ununterbrochenen Fluss der Bewegungen.

Bleibe in der Bewegung ruhig.

Im „Wing Tsun", besser als Kung Fu bekannt, unterscheidet man übrigens vier Kraft- und Kampfprinzipien, die sich ebenfalls hervorragend auf das T'ai Chi Ch'uan übertragen und anwenden lassen:

Info:

<u>Die vier Kraftprinzipien</u>

Von der eigenen Kraft befreien.
Von der Kraft des Gegners befreien.
Die Kraft des Gegners nutzen.
Die eigene Kraft hinzufügen.

Info:

<u>Die vier Kampfpinzipien</u>

Vorstoßen, wenn der Weg frei ist.
Am Gegner kleben bleiben, wenn man Kontakt bekommt.
Ausweichen, wenn der Gegner stark ist.
Dem Gegner folgen, wenn er zurückweicht.

Die Atmung

Ich möchte an dieser Stelle ohne große Umschweife auf das Wichtigste zu sprechen kommen, was hinsichtlich der Atmung zu beachten ist:

Sie müssen beim Üben Ihren ganz persönlichen Atemrhythmus finden und bewusst beibehalten!

Mir ist durchaus bewusst, dass die Ausübung der Form in Verbindung mit entspannender chinesischer Musik und mit einer perfekten Choreografie richtig was her macht.

„Was im Ton übereinstimmt, schwingt miteinander. Was wahlverwandt ist im innersten Wesen, das sucht einander.", heißt es im I Ging.

Ich gebe zu, dass eine Gruppe T'ai Chi Ch'uan-Praktizierender sehr elegant aussieht, wenn sie sich synchron bewegt; sozusagen miteinander schwingt. Allerdings muss sich diese Schwingung bei Ihnen und der Gruppe von alleine einstellen.

Sie sollen sich nämlich nicht einfach nur an Ihren Nebenleuten oder Ihrem Meister orientieren und somit eine gemeinsame Schwingung vortäuschen.

Um das natürliche Schwingen zu erreichen, brauchen Sie Ihren persönlichen Atemrhythmus.

Jeder Mensch hat ein anderes Lungenvolumen und atmet mal tiefer und mal flacher. Es ist also im Grunde unnatürlich, wenn mehrere Menschen einem einzigen Atemrhythmus folgen, der erfahrungsgemäß nicht der Eigene ist. Vielmehr handelt es sich meist um den Atemrhythmus des Taktgebers (Lehrer/Meister). Werden also alle Teilnehmer einer Gruppe gleichzeitig fertig, bedeutet das nicht zwangsläufig, dass die Gruppe eine fischschwarmähnliche Einheit auf höherer geistiger Ebene gebildet hat, sondern dass die Form bei vielen Praktizierenden in der Gruppe vermutlich nicht korrekt ausgeführt wurde. Entweder, um nicht scheller als der Meister zu sein, oder um hinter ihm herzukommen!

Info: Musik kann beim Üben die gleichen Folgen haben, wie eine aufgezwungene Gruppenatmung. Man unterwirft sich unbewusst einem bestimmten Takt, der dem persönlichen Atemrythmus meist entgegenwirkt.

Das *Ch'i* folgt der Atmung und die Lungen herrschen über das *Ch'i*. Es gibt zwei grundsätzliche Arten der Atmung:

- die normale Bauchatmung und
- die umgekehrte Bauchatmung

Ich empfehle Ihnen, am Anfang **ausschließlich** die normale Bauchatmung anzuwenden. Als Anfänger können Sie mit ihr nichts falsch machen. Nach einiger Zeit der Übung – und wirklich erst dann – können Sie sich auch an der umgekehrten Bauchatmung versuchen. Wenn Sie zu richtig hohen Weihen aufsteigen wollen, dürfen Sie sich gerne mit vielen weiteren Atemtechniken vertraut machen; notwendig ist es jedoch nicht.

Normale Bauchatmung:

Sie atmen durch die Nase ein. Ihre Zunge berührt den Gaumen. Ihr Atem wird mit Hilfe der Vorstellungskraft sanft zum mittleren Dantien geleitet. Ihr Unterleib dehnt sich mit der Einatmung langsam aus. Sie entspannen die Zunge, öffnen leicht den Mund und atmen sanft aus. Mit der Ausatmung zieht sich der ausgedehnte Bauch langsam zurück.

Das Ein- und Ausatmen wird fast ohne Unterbrechung im Wechsel durchgeführt. Für das Ausdehnen und die Kontraktion werden ein wenig die Bauchmuskeln benötigt. Dabei darf aber keinesfalls zu viel Kraft angewendet werden. Der kleine Halt nach dem Ein- bzw. Ausatmen muss immer natürlich bleiben. Sie dürfen keinesfalls die Luft anhalten, denn Atemnot ist unerwünscht. Die normale Bauchatmung bewirkt eine Massage der inneren Organe, denn die inneren Organe werden dadurch bewegt.

Umgekehrte Bauchatmung:

Wenn Sie eine gewisse Übungserfahrung haben und mit der normalen Bauchatmung umgehen können, dürfen Sie sich gerne mit der umgekehrten Bauchatmung beschäftigen. Bei dieser Atemtechnik ist die Bewegung des Bauches seiner natürlichen Bewegung genau entgegengesetzt.

Sie atmen ein und ziehen dabei den Bauch langsam ein. Nach der Einatmung erfolgt ein kurzer, natürlicher Halt. Beim Ausatmen blähen Sie den eingezogenen Bauch auf. Im Gegensatz zur normalen Bauchatmung sind die Veränderungen bezüglich Druck und Volumen im Bauchraum sehr groß. Die umgekehrte Bauchatmung bewirkt eine sehr intensive Massage der inneren Organe, denn die inneren Organe werden sehr stark bewegt.

Info: Achtung! Bei der Ausführung der umgekehrten Bauchatmung kann es bei Ungeübten zu Blutungen im Magen-Darm-Kanal und im Beckenraum kommen! Die umgekehrte Bauchatmung darf erst nach einer gewissen Übungserfahrung eingesetzt werden. Lassen Sie sich unbedingt von einem erfahrenen Meister anleiten.

Wie ich bereits erwähnt habe, sollten Sie darauf achten, Ihren eigenen Atemrhythmus zu finden. Behalten Sie ihn im Verlauf einer Qi Gong-Übung oder bei der Ausübung der Form bei. Erzwingen

Sie nichts. Falls Sie gerne wissen möchten, wann bei einer Bewegung ein- oder ausgeatmet wird, seien Ihnen folgende klare Regeln dafür ans Herz gelegt:

- **Ausatmen:** beim Beine beugen; Körper nach unten bewegen; Gewicht vorwärts oder rückwärts verlagern; Fuß mit dem Körpergewicht belasten; Arme sinken lassen
- **Einatmen:** beim Aufstehen; Schritt vorwärts, rückwärts oder seitwärts machen; Arme zum Körper zurückführen oder nach oben bewegen; Arme vor dem Brustkorb kreuzen

Es gilt beim Atmen: Alles kann, nichts muss! Solange Sie sich nicht beeinträchtigt fühlen, können Sie auch eine andere Atmungsart wählen. Wichtig ist nur, dass Sie Ihren eigenen Rhythmus finden.

Jeder Mensch hat eine individuelle Atemdauer (sie ist u.a. auch abhängig von der Tagesform), die nicht immer mit der Dauer der jeweiligen Bewegung übereinstimmen muss. Die Atmung sollte sich den Bewegungen anpassen und keinesfalls umgekehrt.

Die Grundstellung und die Grundstände

Vor Beginn der T'ai Chi Ch'uan-Form und vor jeder Einzelübung beim Qi Gong wird die **Grundstellung** eingenommen. Ihre Füße stehen hierbei v-förmig (Winkel zwischen 80° und 90°) nebeneinander. Die Fersen berühren sich nicht. Aus dieser Grundstellung heraus nehmen Sie im Verlauf der Form oder bei den Qi Gong-Übungen verschiedene weitere Stände ein. Zum Beispiel den…

…Parallelstand:

Sie sinken leicht ein und schieben das Becken etwas nach vorne. Ihre Knie verdecken die Fußspitzen, gehen aber nicht darüber hinaus. Nun verlagern Sie das Körpergewicht auf das rechte Bein, heben das linke Bein vom Boden ab und stellen es in schulterbreitem Abstand wieder auf den Boden. Jetzt verlagern Sie das Körpergewicht auf das linke Bein und drehen den rechten Fuß auf der Ferse ein. Ihr Gewicht verlagern Sie danach wieder in die Mitte.

Info: Das Abheben und Aufsetzen der Füße erfolgt nach festgelegten Regeln:

Abheben – mit der Ferse zuerst, dann folgen die Zehen
Aufsetzen mit der Ferse – Beim Vorwärtsgehen und bei einigen leeren Schritten
Aufsetzen mit dem Vorderfuß - Bei leeren Schritten

Sie befinden sich nun im Parallelstand (unbedingt den Rücken gerade halten). Ihre Beine stehen in schulterbreitem Abstand. Ihre Füße sind parallel nach vorne gerichtet. Ihre Knie verdecken die Fußspitzen und sind leicht nach innen geneigt. Ihr Becken ist leicht nach vorne gekippt und die Hände hängen locker seitlich (Arme nicht durchstrecken, Handrücken zeigen nach vorne) neben dem Körper. Ihr Blick geht geradeaus. Atmen Sie ungezwungen ein und aus und konzentrieren Sie sich dabei auf Ihr Dantien.

Info: Die Haltung des Rückens ist beim T'ai Chi Ch'uan von elementarer Wichtigkeit. Mit der Haltung des Rückens steht und fällt der Erfolg. In der **Grundstellung** (siehe erster Absatz auf Seite 57) stehen Sie wie folgt:

Ihre Knie werden leicht gebeugt, so als wollten Sie sich setzen (stehen Sie bitte niemals mit durchgedrückten Gelenken. Das gilt auch für die Arme).

Ziehen Sie Ihr Gesäß nach vorne und Ihr Kreuz nach hinten. Ihr mittlerer Rücken nimmt dadurch die richtige Haltung ein. Mit etwas Übung gelingt Ihnen das ohne Probleme.

Ziehen Sie Ihre Brust leicht ein (bitte nicht übertreiben). Dadurch fühlt sich Ihre Magengrube weich an; sie wird durchlässig.

<u>Breiter Stand</u>:

Dieser Stand wird auch „Reitersitz" genannt. Auch dieser Stand wird später in der Form recht häufig benötigt. Zu Beginn ist der gesamte Ablauf identisch mit der Einnahme des Parallelstandes aus der Grundstellung heraus. Allerdings werden die Beine in doppeltem Schulterabstand auf dem Boden abgestellt.

Richten Sie Ihre Füße parallel nach vorne aus oder drehen Sie sie leicht nach außen. Ihre Hände hängen locker vor Ihrem Körper, berühren ihn jedoch nicht.

Info: Auch für die Haltung der Hände gibt es – wie schon beim Rücken beschrieben – klare Regeln, die allerdings von Meister zu Meister abweichen. Die gängigsten Haltungen sind wie folgt:

Grundsätzlich bildet der Handrücken mit dem Unterarm eine leicht gewölbte Linie (**T'ai Chi-Hand**). Achten Sie darauf, dass Sie Ihre Finger (auch die Daumen!) nach Möglichkeit entspannt halten. Das fällt gerade am Anfang schwer. Vor allem die Daumen stehen meist wie Antennen von den Händen ab.

Die **Peitschenhand** (siehe Seite z.B. Stellung 8 auf Seite 126) stellt oft eine weitere Anfangsschwierigkeit dar. Ihre rechte Hand hängt hierbei locker am Handgelenk. Gleichzeitig werden die Finger und der Daumen an den Fingerkuppen zusammengeführt. Auch hier macht Übung den Meister.

Bogenschritt:

Die genaue Einnahme des Bogenschritts erkläre ich Ihnen später bei der Vorstellung der Form ausführlich. An dieser Stelle möchte ich lediglich auf ein paar wichtige Haltungsaspekte hinweisen:

Ihr vorderer Fuß, auf dem fast das ganze Körpergewicht ruht, zeigt immer gerade nach vorne, während der hintere Fuß in einem Winkel von 45° oder 90° aufgestellt wird. Das Hauptgewicht Ihres Körpers ruht auf dem vorderen Fuß. Wichtig ist, dass Sie die Knie nicht durchdrücken. Ihr vorderes Knie ist dabei weiter gebeugt als das hintere Knie.

Info: Am Ende der T'ai Chi Ch'uan-Form und nach jeder Einzelübung im Qi Gong kehren Sie bitte in umgekehrter Reihenfolge aus dem Parallelstand (siehe Seite 57) zurück in die Grundstellung, und richten sich auf.

Dabei kommt es zwingend darauf an, das Sie Ihr Gewicht richtig verlagern und die Bewegung aus der Hüfte heraus vornehmen. Machen Sie das nämlich nicht, kommen Sie mit Sicherheit nicht mehr zurück in die Grundstellung.

Teil 3
太極
Qi Gong-Vorübungen

Die Vorbereitung zur Form

Vor dem Üben der Form sind zwei Dinge wichtig: ein gutes Gespräch mit Gleichgesinnten und gutes Aufwärmen. Für beides gibt es wichtige Gründe. Die Gespräche lassen Sie zur Ruhe kommen und schützen Sie vor Vereinsamung und das Aufwärmen lässt Sie in Stimmung für die Form kommen und schützt Sie vor Verletzungen.

Durch das Aufwärmen weren Ihre Muskeln und Sehnen gut durchblutet und mit Sauerstoff versorgt. Diese werden dadurch warm und geschmeidig. Zweitens entschleunigen Sie durch entsprechende Vorübungen Ihre Atmung.

Es gibt eine Vielzahl von Aufwärmübungen. Einige Trainingsarten ähneln Gymnastikübungen von Turnvater Jahn (1787 – 1852). Andere haben ihren Ursprung in der chinesischen Tradition. Ich wende mich in diesem Buch dem Qi Gong zu und stelle Ihnen nachfolgend die acht Brokate, auch die acht Helfer Buddhas genannt, und die fünf Tierbewegungen vor. Beide Qi Gong-Übungen stellen ein vollständiges Programm dar. Die Übungen können jederzeit, auch einfach mal Zwischendurch und völlig unabhängig von der T'ai Chi Ch'uan-Form, ausgeführt werden.

Info: Sie können sich zum Aufwärmen gerne einzelne Bewegungen aus den Qi Gong-Übungen aussuchen. Sie müssen nicht jedes Mal das ganze Programm durchlaufen.

Neben dem erwähnten Aufwärmeffekt beleben die nachfolgend beschriebenen Übungen Ihren Körper und steigern die Lebensenergie.

Info: Bewegungen im T'ai Chi Ch'uan und beim Qi Gong müssen bewusst zu Ende geführt werden, bevor in eine neue Bewegung übergegangen wird.

Während der Ausführung einzelner Bewegungen sollten Sie Ihre Umwelt deutlich wahrnehmen, ohne bewusst über sie nachzudenken. Ebenfalls sollten Sie zu keinem Zeitpunkt über die gerade stattfindende oder gleich folgende Bewegung nachsinnen.

Lassen Sie Ihre Atmung fließen, drehen Sie sich mit der Hüfte stets aus dem Mittelpunkt (Dantien) heraus und lassen Sie die Bewegung der Gliedmaßen von ganz alleine folgen.

Wie schnell oder wie langsam Sie bei der Ausübung der Übungen oder der Form sind, spielt letztlich keine Rolle. Wichtig ist vielmehr, dass Sie die Bewegungen innerhalb der Qi Gong-Übungen oder der T'ai Chi Ch'uan-Form *richtig* ausführen.

Wenn Sie sich einem Kurs anschließen, werden Sie schnell bemerken, wie bestimmend die bereits von mir erwähnte Gruppendynamik sein kann. Trotz der Verlockung, immer wieder auf die Lehrerin oder den Lehrer zu schauen, sollten Sie genau das nicht tun! Sie oder er führt Ihnen zwar die Übung oder die Form vor. Sie sollten aber nach ein- oder zweimaligem Hinschauen lieber selbst loslegen.

Info: Die nachfolgend beschriebenen Qi Gong-Übungen und die T'ai Chi Ch'uan-Form kann man wie ein Gedicht erlernen.

Schauen Sie sich zuerst auf einem Blatt Papier den Text an (hier dieses Buch). Tasten Sie sich dann Zeile für Zeile voran und lernen Sie das Gedicht (hoer den dargestellten Bewegungsablauf) langsam auswendig. Dann tragen Sie das Gedicht, mit der Vorlage in der Hand, vor (durchlaufen Sie Stück für Stück die Form). Schauen Sie nur bei einer Unsicherheit auf das Blatt in Ihren Händen. Dies machen Sie solange, bis Sie das „Gedicht" (hier die Yang-Stil Kurzform) auswendig können. Selbst wenn Sie es am Ende etwas langsamer oder etwas schneller als die anderen Teilnehmer aufsagen; bleiben Sie dennoch beim gelernten Text und orientieren Sie sich nicht an den Anderen.

Die acht Brokate (Baduanjin)

Für diese Qi Gong-Übung, die sich aus acht Einzelübungen zusammensetzt, gibt es in der einschlägigen Literatur unterschiedliche Bezeichnungen. Die wörtliche Übersetzung lautet „Acht Stücke Silberbrokate".

Genauso unterschiedlich wie die Qi Gong-Übung an sich bezeichnet wird, werden häufig auch die Einzelübungen innerhalb der acht Brokate unterschiedlich genannt. Hier sind der Kreativität der jeweiligen Meister keine Grenzen gesetzt. Ich verwende folgende Bezeichnungen der Einzelübungen:

Den Himmel stützen
Bogenschießen vom Pferderücken
Eine Hand reguliert Milz und Magen
Drehe den Kopf, um die Fersen zu sehen
Boxende Pose mit sicherem Greifen und weiten Augen
Schweifender Kopf und Po nach links, zur Mitte und rechts
Stehen auf den Zehen und Heben der Hacken
Die Zehen berühren

Grundsätzlich lässt sich über die „Acht Stücke Silberbrokate" sagen, dass diese Übung Ihren Körper stärkt und Ihnen hilft, Ihre Gesundheit zu erhalten. Bei Ausführung der „Acht Stücke Silberbrokate" wird Ihr Körper vielseitig beansprucht. Er wird in alle Richtungen gebogen, die Muskeln werden gestreckt und die Zirkulation des Blutes wird angeregt.

Sie können mit den Übungen zudem Bluthochdruck und nervösen Störungen begegnen und selbst Herzprobleme oder Magenbeschwerden lassen sich reduzieren oder sogar gänzlich beseitigen; ganz zu schweigen von den positiven Auswirkungen auf Ihren Rücken.

Die Bewegungen der acht Brokate

<u>Erste Bewegung: Den Himmel stützen:</u>

Diese Armstreckübung stärkt und reguliert die drei Nervenzentren in Ihrem Körper (genannt die „Drei Erwärmer") und bringt diese wieder ins Gleichgewicht. Sie reguliert gleichzeitig Ihre Atmung und Ihre Verdauung.

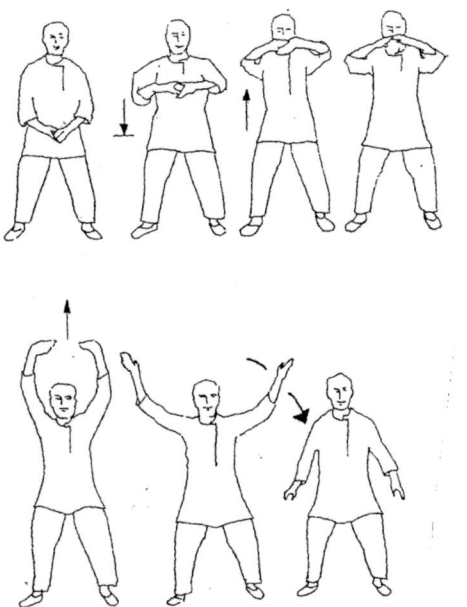

(Abb. 5: „Den Himmel stützen" von F. Wipfel/H. Mittelstaedt)

Nehmen Sie die Grundhaltung ein und atmen Sie aus. Lassen Sie die Hände locker seitlich neben dem Körper hängen.

Die Übung beginnt:

Einatmen: Verschränken Sie die Hände vor dem Dantien. Heben Sie die Hände dann bis in Brusthöhe (schöpfen). Die Handflächen zeigen dabei nach oben zum Himmel (den Himmel stützen).

Ausatmen: Drehen Sie die Handflächen nach unten (die Erde stützen) und senken Sie die Hände bis zum Dantien ab.

Einatmen: Mit dem erneuten Einatmen führen Sie die, noch immer ineinander verschränkten, Hände in einer Kreisbewegung vor dem Körper bis über den Kopf. Die Handflächen zeigen in der Endposition wieder nach oben zum Himmel.

Ausatmen: Jetzt lösen Sie die ineinander verschränkten Hände und führen sie in einer seitlichen Kreisbewegung nach unten, wo sie neben dem Körper wieder zur Ruhe kommen.

Diese Übung wird insgesamt 5 mal ausgeführt.

Zweite Bewegung: Bogenschießen vom Pferderücken:

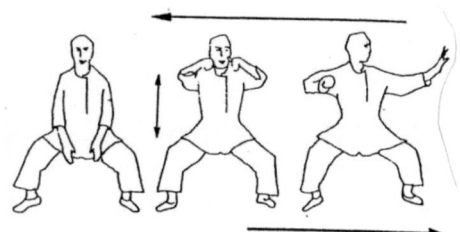

(Abb. 6: „Bogenschießen vom Pferderücken" von F. Wipfel/H. Mittelstaedt)

Diese Übung stärkt Ihre Brustmuskulatur und regt Ihren Kreislauf an.

Diesmal nehmen Sie den breiten Reitersitz ein und atmen aus. Lassen Sie die Hände locker vor dem Körper hängen.

Die Übung beginnt:

Einatmen: Heben Sie die Hände bis in Schulterhöhe. Dabei machen Sie lockere Fäuste. In der Endposition halten Sie die Arme kreisförmig vor der Brust (Baum umarmen). Die Handrücken zeigen nach oben zum Himmel. Die Ellbogen werden etwas hängen gelassen. Bitte spannen Sie die Schultern keinesfalls an.

Ausatmen: Drehen Sie Ihren Oberkörper nach links und „spannen" Sie dabei den Bogen. Ihre

Beine bleiben in ihrer Position und die Knie werden nicht verdreht. Mit der linken Hand machen Sie mit dem Zeige- und Mittelfinger ein V-Zeichen (die Handfläche zeigt nach außen). Ihre rechte Hand geht gleichzeitig zur rechten Schulter zurück (bitte dabei nicht sinken lassen). Versuchen Sie, die Kraft des Bogens zu spüren.

Einatmen: Lassen Sie den Pfeil nun gedanklich los. Drehen Sie Ihren Körper danach in die Ausgangsstellung zurück und führen Sie die Arme, wie am Anfang, wieder zusammen. Ballen Sie Ihre Hände erneut zu lockeren Fäusten.

Ausatmen: Senken Sie die Arme. Öffnen Sie währenddessen die Fäuste. Ihre Hände hängen am Ende wieder locker vor dem Körper.

Diese Übung wird insgesamt 2 mal pro Seite ausgeführt.

Dritte Bewegung: Eine Hand reguliert Milz und Magen:

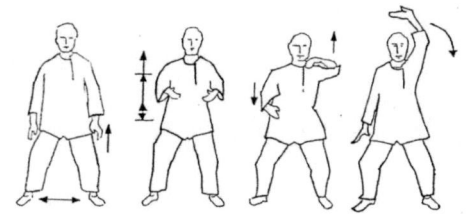

(Abb. 7: „Eine Hand reguliert Milz und Magen" von F. Wipfel/H. Mittelstaedt)

Mit dieser Übung massieren Sie innerlich die Milz und Ihren Mage, was zu einer Entspannung der beiden Organe führt und eine Funktionssteigerung hervorruft.

Nehmen Sie die Grundhaltung ein und atmen Sie aus. Lassen Sie die Hände locker vor dem Körper hängen.

Die Übung beginnt:

Einatmen: Heben Sie Ihre Hände, mit nach oben gerichteten Handflächen, bis in Augenhöhe (schöpfen). Die Hände berühren sich dabei nicht (sie werden diesmal nicht ineinander verschränkt).

Ausatmen: Drehen Sie die Hände (die Handflächen zeigen jetzt nach unten) und senken Sie sie bis auf Brusthöhe ab.

Einatmen: Heben Sie nun die linke Hand kreisförmig über den Kopf. Die Handfläche zeigt zum Himmel (den Himmel stützen). Ihre rechte Hand sinkt gleichzeitig an die rechte Hüfte. Die Handfläche zeigt zum Boden (die Erde stützen).

Ausatmen: Führen Sie den linken Arm in einem großen Kreis nach unten an die linke Hüfte. Die Handgelenke begeben sich danach zurück in die Ausgangsstellung.

Diese Übung wird insgesamt 2 mal pro Seite ausgeführt.

Vierte Bewegung: Drehe den Kopf um die Fersen zu sehen:

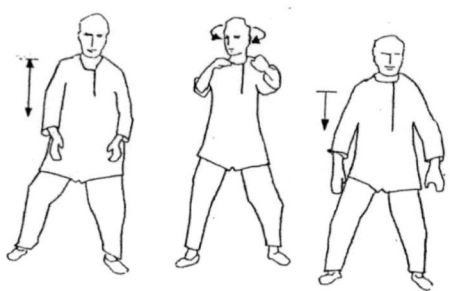

(Abb. 8: „Drehe den Kopf um die Fersen zu sehen" von F. Wipfel/H. Mittelstaedt)

Diese Übung ist hervorragend geeignet, um Müdigkeit und hartnäckige Verspannungen zu vertreiben. In China sagt man dazu auch: „die fünf Krankheiten und sieben Leiden vertreiben".

Nehmen Sie die Grundhaltung ein und atmen Sie aus. Lassen Sie die Hände locker vor dem Körper hängen.

Die Übung beginnt:

Einatmen: Heben Sie die Arme, mit nach oben gerichteten Handflächen, bis auf Schulterhöhe (schöpfen). Die Hände berühren sich auch diesmal nicht. Ggleichzeitig wenden Sie den Kopf und schauen aufmerksam so weit wie möglich über die linke Schulter auf die rechte Ferse. Dazu beugen Sie sich ein wenig nach hinten.

Ausatmen: Drehen Sie die Hände und senken Sie die Arme ab. Dabei drehen Sie gleichzeitig den Kopf wieder nach vorne und blicken geradeaus.

Diese Übung wird insgesamt 2 mal pro Seite ausgeführt.

> **Info:** Bei dieser Übung kommt es auf die Koordination der Arme und des Kopfes an. Beide Körperteile bewegen sich immer gleichzeitig und kommen auch gleichzeitig in der jeweiligen Position wieder zur Ruhe.
>
> Bei dieser Übung zeigt sich übrigens auch, ob Sie gut verwurzelt sind. Sie dürfen nämlich das Gleichgewicht nicht verlieren.

Fünfte Bewegung: Boxende Pose mit sicherem Greifen und weiten Augen:

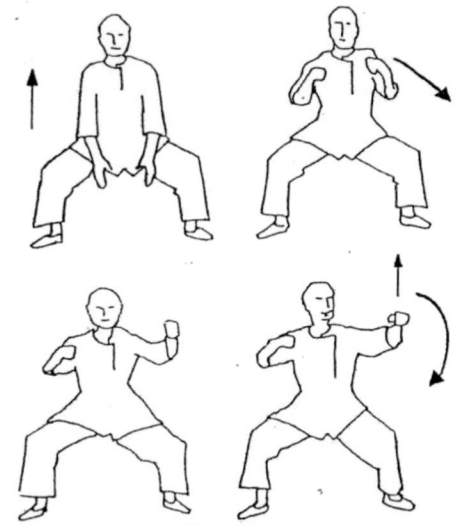

(Abb. 9: „Boxende Pose mit sicherem Greifen und weiten Augen" von F. Wipfel/H. Mittelstaedt)

Die Einzelübung wird auch „Boxen mit zornigem Blick" genannt. Mit dieser Übung können Sie hohen Blutdruck regulieren. Sie können zudem Ihr **Ch'i** und Ihre Stärke vermehren..

Diesmal nehmen Sie wieder den breiten Reitersitz ein und atmen aus. Die Hände lassen Sie locker vor dem Körper hängen.

Die Übung beginnt:

Einatmen: Heben Sie Ihre Arme kreisförmig bis in Schulterhöhe. Dabei werden die Hände zu lockeren Fäusten geballt und vor der Brust zusammengeführt. Die Handrücken der Fäuste zeigen nach vorne.

Ausatmen: Während des Atemvorgangs führen Sie einen Fauststoß nach links vorne aus. Ihr Blick folgt dieser Faust und Sie funkeln zornig mit den Augen! Ziehen Sie gleichzeitig Ihre rechte Faust an die Schulter zurück. Danach holen Sie die linke Faust zurück und führen beide Fäuste wieder vor der Brust zusammen. Da dies alles während des Ausatmens passiert, müssen Sie sich Ihre Atemluft gut einteilen.

Einatmen: Heben Sie die Fäuste über den Kopf und halten Sie kurz inne.

Ausatmen: Öfnnen Sie Ihre Fäuste und führen Sie die Arme in einem großen Kreis seitlich nach unten.

Diese Übung wird insgesamt 2 mal pro Seite ausgeführt.

Sechste Bewegung: Schweifender Kopf und Po nach links, zur Mitte und rechts:

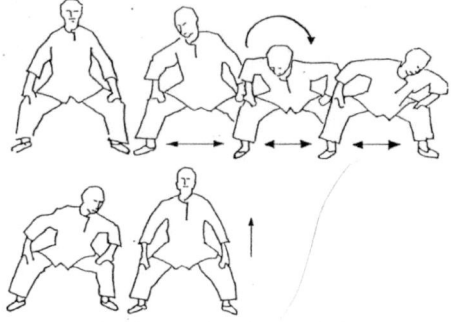

(Abb. 10: „Schweifender Kopf und Po nach links, zur Mitte und rechts" von F. Wipfel/H. Mittelstaedt)

Dieser Übung sagt man nach, dass sie Sorgen, Stress und Spannungen abzubauen vermag.

Info: Seien Sie vorsichtig! Diese Übung sollte keinesfalls bei Herzkrankheiten und hohem Blutdruck eingesetzt werden! Wenn Sie sich nicht über Ihren Gesundheitszustand sicher sind, lassen Sie diese Übung bitte aus!

Nehmen Sie den breiten Reitersitz ein und atmen aus. Ihre Hände lassen Sie locker vor dem Körper hängen.

Die Übung beginnt:

Zu Beginn der Übung stützen sich Ihre Hände auf die Oberschenkel. Die Daumen sind dabei nach außen gerichtet. Ihre Haltung sieht aus, als wären Sie ein japanischer Sumoringer, der auf den Beginn des Kampfes wartet.

Einatmen: Drehen Sie Ihren Oberkörper ganz sanft nach links. Die Bewegung geht ausschließlich aus der Hüfte heraus. Ihre Füße bleiben fest auf dem Boden stehen.

Ausatmen: Bücken Sie sich zu Ihrem linken Oberschenkel hinunter. Ihr Oberkörper bleibt steif nach vorne geneigt (kein Rundkreuz machen). Über dem linken Schenkel nicken Sie leicht mit dem Oberkörper.

Einatmen: Sie richten sich über dem linken Oberschenkel auf und straffen Ihren Oberkörper. Gleichzeitig kehren Sie zur Ausgangsposition zurück.

Ausatmen: Nach dem Ausatmen wiederholen Sie den Vorgang nach rechts.

Diese Übung wird insgesamt 2 mal pro Seite ausgeführt.

Siebte Bewegung: Stehen auf den Zehen und Heben der Hacken:

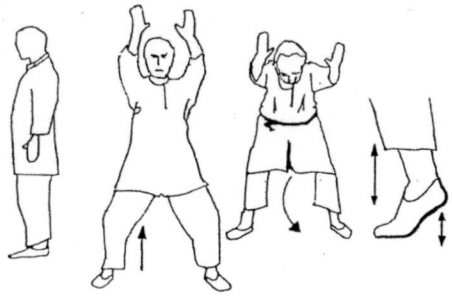

(Abb. 11: „Stehen auf den Zehen und Heben der Hacken" von F. Wipfel/H. Mittelstaedt)

Diese Übung wird auch „Den Rücken fallen lassen und hundert Krankheiten vertreiben" genannt.

Nehmen Sie die Grundhaltung ein und atmen Sie aus. Lassen Sie die Hände locker vor dem Körper hängen.

Die Übung beginnt:

Einatmen: Mit dem Einatmen streben Sie nach oben und stellen sich auf die Zehenspitzen. Dabei strecken Sie Ihre Hände lang über den Kopf (wie ein Torwart). Ihre Knie werden ebenfalls gestreckt.

Ausatmen: Lassen Sie den Rücken fallen (wirklich körperlich fallen lassen). Ihr Rücken bleibt dabei aber straff gespannt und Ihre Hände verbleiben in ihrer gegenwärtigen Position (ausgestreckt nach oben). Dann lassen Sie Ihre Arme beim weiteren Ausatmen in die Grundstellung sinken und gehen dabei leicht in die Knie.

Diese Übung wird insgesamt 5 mal ausgeführt.

Achte Bewegung: Die Zehen berühren:

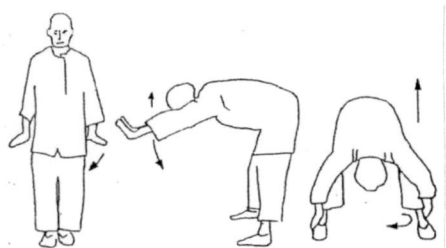

(Abb. 12: „Die Zehen berühren" von F. Wipfel/H. Mittelstaedt)

Mit dieser einfachen Übung stärken Sie Ihre Nieren und Ihre Hüften.

Info: Seien Sie vorsichtig! Diese Übung sollte keinesfalls bei Herzkrankheiten und hohem Blutdruck eingesetzt werden! Wenn Sie sich nicht über Ihren Gesundheitszustand sicher sind, lassen Sie diese Einzelübung bitte aus!

Nehmen Sie die Grundhaltung ein und atmen Sie aus. Lassen Sie Ihre Hände locker vor dem Körper hängen.

Die Übung beginnt:

Einatmen: Heben Sie Ihre Arme an und richten Sie die Handflächen auf (sie zeigen nach vorne). Ihre Haltung sieht so aus, als würden Sie ein Auto anschieben wollen. Während des Einatmens ziehen Sie Ihre Arme gleichzeitig noch ein kurzes Stück nach hinten.

Ausatmen: Schieben Sie Ihre Hände im Pendelbogen bis in Magenhöhe.

Einatmen: Schieben Sie Ihre Hände weiter in der gerade begonnenen Vorwärtsbewegung bis über den Kopf und strecken Sie dabei die Knie durch.

Ausatmen: Beugen Sie den Rumpf nach unten und umfassen Sie mit den Händen Ihre Knöchel.

Einatmen: Richten Sie sich nun langsam auf. Mit Ihren Händen streifen Sie von den Knöcheln über die Waden nach oben. Nun atmen Sie abschließend aus und sinken in die Grundhaltung zurück.

Diese Übung wird insgesamt 5 mal ausgeführt.

Das Spiel der fünf Tiere (Wu Qin Xi)

Diese Qi Gong-Übung wurde vermutlich von dem chinesischen Arzt Hua Tuo geschaffen, der noch heute in China bekannt ist, obwohl er zur Zeit der östlichen Han-Dynastie (etwa 25-220 n.Chr.) gelebt hat.

Hua Tuo war der erste Arzt, der Operationen mittels Narkose durchführte. Er empfahl die fünf Tierbewegungen (Kranich, Bär, Tiger, Affe und Hirsch) als effektive Methode der Heilbehandlung bei chronischen Krankheiten wie Bluthochdruck, Nervenschwäche, Magen-Leberentzündungen sowie bei Erkrankungen der Lunge.

Der umtriebige „Wunderheiler" aus der Provinz Qiao beobachtete die Art und Weise, in der sich die Tiere fortbewegten und stellte dabei fest, dass an deren Fortbewegung stets der ganze Körper vom Kopf bis zum Schweif beteiligt war. Er fand außerdem heraus, dass auch der menschliche Körper immer in Bewegung sein sollte; allerdings niemals bis zur vollständigen Erschöpfung.

Während der nachfolgend beschriebenen Übungen bewegen sich sämtliche Gelenke im Körper. Die Übungen heißen wie folgt:

Der Kranich…

…bereitet seinen Flug vor
… breitet seine Flügel aus
… schlägt mit den Flügeln
…fliegt

Der Bär…

… zeigt seine Kraft
… zeigt seine Tatzen
… schaukelt hin und her
… widersteht einem Gegner
… zeigt auf den Mond

Der Tiger…

… reckt seinen Rücken
… zeigt seine Krallen

Der Affe…

… begrüßt sein Publikum
… späht nach hinten
… pflückt eine Frucht
… klettert vom Baum

Der Hirsch

Die Bewegungen der fünf Tiere

Erste Bewegung: Der Kranich:

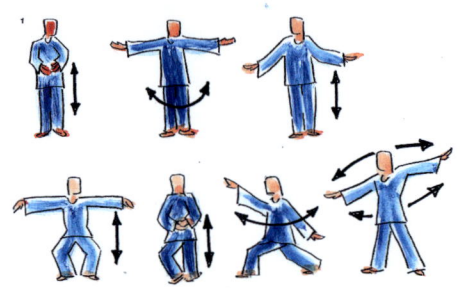

(Abb. 13: Der Kranich von F. Wipfel/H. Mittelstaedt)

… bereitet seinen Flug vor:

Nehmen Sie den schulterbreiten Stand ein und sinken Sie leicht in die Knie (diese Stellung müssen Sie die ganze Übung hindurch halten).

Einatmen: Ihre Hände befinden sich vor dem Bauch (Dantien). Die Finger zeigen zueinander und die Handinnenflächen nach oben. Nun heben Sie die Arme bis auf Brusthöhe nach oben. Dabei richten Sie sch bitte nicht auf.

Ausatmen: Jetzt drehen Sie Ihre Hände und bewegen sie seitlich nach unten. Dabei sinken Sie bitte nicht tiefer ein.

Die beiden vorgenannten Bewegungen führen Sie fünfmal hintereinander aus.

__... breitet seine Flügel aus:__

Lassen Sie Ihre Hände locker neben dem Körper hängen.

Einatmen: Heben Sie Ihre Arme seitlich bis auf Schulterhöhe. Die Handflächen zeigen dabei nach oben. Heben Sie sich bitte nicht aus den Knien.

Ausatmen: Drehen Sie Ihre Hände und bewegen Sie sie seitlich nach unten bewegen. Sinken Sie dabei bitte nicht tiefer ein.

Die beiden vorgenannten Bewegungen führen Sie fünfmal hintereinander aus. Danach erfolgen die bereits bekannten Bewegungen noch fünfmal hintereinander. Diesmal jedoch in einer leicht veränderten Variante, die ich Ihnen nachfolgend erkläre:

Einatmen: Heben Sie Ihre Arme seitlich bis auf Schulterhöhe. Die Handflächen zeigen dabei nach oben. Dabei stecken Sie Ihre Knie so, als wollten Sie wie ein Kranich abheben.

Ausatmen: Drehen Sie Ihre Hände und bewegen Sie sie seitlich nach unten. Beim Absenken der Arme sinken Sie ein wenig tiefer in die Knie.

… schlägt mit den Flügeln:

Nehmen Sie den schulterbreiten Stand ein.

Einatmen: Heben Sie Ihre Arme seitlich bis auf Schulterhöhe. Die Handinnenflächen zeigen dabei nach oben.

Ausatmen: Drehen Sie Ihre Hände und bewegen Sie sie seitlich nach unten. Gleichzeitig belasten Sie den rechten Fuß und zehen den linken Fuß heran. Beugen Sie leicht das rechte Knie und führen Sie die Hände so hinter Ihrem Rücken zusammen, dass sich die Handrücken berühren.

Einatmen: Streichen Sie Ihre Hände an den Nieren vorbei nach vorne und heben Sie Ihre Arme wieder seitlich bis auf Schulterhöhe an. Die Handinnenflächen zeigen nach oben. Den linken Fuß stellen Sie nun wieder seitlich ab und mit dem folgenden **Ausatmen** führen Sie die gesamte Bewegung zur anderen Seite aus.

Die beiden vorgenannten Bewegungen werden fünfmal hintereinander ausgeführt. Danach erfolgt ein weiterer Flügelschlag mit einer anderen Ausrichtung:

Einatmen: Ihre Arme befinden sich seitlich am Körper. Die Daumen zeigen zum Körper. Machen Sie nun einen Schritt nach links vorne und heben Sie dabei gleichzeitig den linken Arm nach vorne bis auf Brusthöhe an. Ihr Arm wird während der Bewegung so gedreht, dass die Handinnenflächen nach oben zeigen.

Ausatmen: Drehen Sie Ihren Arm und bewegen Sie ihn nach unten. Dabei setzen Sie gleichzeitig den Fuß zurück und führen Ihre Arme leicht hinter Ihren Körpe. Mit dem **Einatmen** führen Sie die gesamte Bewegung zur anderen Seite aus.

<u>... fliegt:</u>

Nehmen Sie auch diesmal den schulterbreiten Stand ein.

Heben Sie Ihre Arme seitlich hoch. Die Handrücken zeigen nach oben. Drehen Sie sich aus der Hüfte heraus so, als wollten Sie losfliegen. Dabei atmen Sie gleichmäßig ein- und aus.

Die vorgenannten Bewegungen führen Sie im Wechsel je Seite fünfmal hintereinander aus.

Zweite Bewegung: Der Bär:

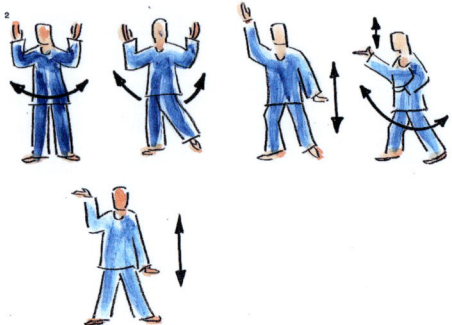

(Abb. 14: Der Bär von F. Wipfel/H. Mittelstaedt)

... zeigt seine Kraft:

Nehmen Sie den schulterbreiten Stand ein. Heben Sie Ihre Arme seitlich an und winkeln Sie die Ellenbogen an. Ihre Hände befinden sich vor dem Brustkorb.

Einatmen: Drehen Sie sich aus der Hüfte heraus nach links. Dabei belasten Sie Ihren linken Fuß.

Ausatmen: Drehen Sie sich wieder zur Mitte. Belasten Sie beide Füße gleichmäßig.

Einatmen: Drehen Sie sich aus der Hüfte heraus nach rechts. Dabei belasten Sie Ihren rechten Fuß.

Ausatmen: Drehen Sie sich wieder zur Mitte und belasten Sie beide Füße gleichmäßig.

Die Bewegungen führen Sie je Seite fünfmal hintereinander aus.

... zeigt seine Tatzen:

Nehmen Sie erneut den schulterbreiten Stand ein .

Heben Sie Ihre Arme seitlich an und winkeln Sie die Ellenbogen an. Ihre Hände befinden sich vor dem Brustkorb. Jetzt folgen abwechselnd kreisende Bewegungen mit den Händen nach vorne unten und wieder zurück nach oben. Lassen Sie Ihre Atmung gleichmäßig fließen.

Die vorgenannten Bewegungen führen Sie je Seite fünfmal hintereinander aus.

... schaukelt hin und her:

Einatmen: Heben Sie Ihre Arme seitlich an und winkeln Sie die Ellenbogen an. Ihre Hände befinden sich vor dem Brustkorb.

Ausatmen: Verlagern Sie Ihr Gewicht nach links und bewegen Sie den linken Arm schräg nach oben.

Einatmen: Nehmen Sie den linken Arm wieder zurück. Ihr Gewicht ist gleichmäßig auf beide Beine verteilt. Jetzt erfolgt mit dem **Ausatmen** die Bewegung nach rechts.

Die vorgenannten Bewegungen führen Sie je Seite fünfmal hintereinander aus.

… widersteht einem Gegner:

Ihre Hände befinden sich neben Ihrem Körper. Heben Sie Ihre Arme nach vorne bis auf Schulterhöhe. Ihre Handinnenflächen zeigen nach vorne. Verlagern Sie Ihr Gewicht auf den rechten Fuß und führen Sie mit dem linken Fuß einen Schritt zur Seite aus. Setzen Sie den linken Fuß nur mit der Ferse auf und drehen Sie den Oberkörper nach links.

Lassen Sie den linken Arm oben und drehen Sie Ihre rechte Hand so, dass die Handinnenfläche zum Körper zeigt. Fürhen Sie nun eine ziehende Bewegung mit rechts am Bauch vorbei aus und drehen Sie den linken Fuß ein. Ihr linker Arm wird abschließend neben den Körper abgesenkt. Ihr Atem fließt während der Bewegung gleichmäßig.

Jetzt wechseln Sie die Seite. Die vorgenannten Bewegungen führen Sie je Seite fünfmal hintereinander aus.

… zeigt auf den Mond:

Ihre Hände befinden sich neben dem Körper und überkreuzen sich leicht. Ihre linke Hand ist unter der rechten Hand. Drehen Sie Ihre linke Hand nun so, dass die Handinnenfläche nach oben zeigt. Ihren linken Arm heben Sie nun bis auf Schulterhöhe und um 45° zur Seite. Die Hand wird dabei so gehalten, dass Sie den „Mond" darauf ablegen könnten.

Dann ziehen Sie Ihren Arm wieder zurück und kreuzen Ihre Hände erneut. Jetzt wird die Seite gewechselt.

Die vorgenannten Bewegungen führen Sie je Seite fünfmal hintereinander aus. Ihr Gewicht bleibt währenddessen immer auf beidne Füßen verteilt und Ihre Atmung fließt gleichmäßig.

Dritte Bewegung: Der Tiger…

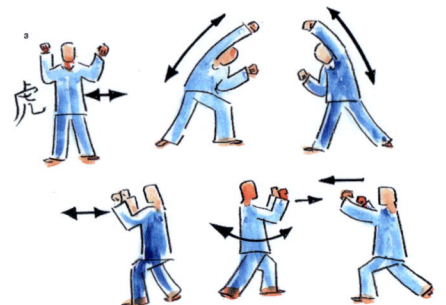

(Abb. 15: Der Tiger von F. Wipfel/H. Mittelstaedt)

… reckt seinen Rücken:

Einatmen: Gehen Sie in Schrittstellung. Ihr linker Fuß ist vorne. Legen Sie Ihren rechten Arm seitlich an den Körper an und beugen Sie den Ellenbogen rechtwinklig. Ihre Hände zeigen nach vorne. Den linken Arm stellen Sie locker gestreckt nach vorne über den rechten Arm.

Ausatmen: Spannen Sie Ihre Hände zu Krallen an (bitte bauen Sie keine wirkliche Spannung auf) und drehen Sie den rechten Arm nach hinten. Dabei bleibt der Ellenbogen am Becken aufgestützt. Führen Sie den linken Arm über den Kopf und drehen Sie den Oberkörper soweit nach rechts, dass Sie nach hinten sehen können. Ihre linke Hand muss über der rechten Hand stehen und Ihr Gewicht ist auf dem rechten Fuß.

Einatmen: Während des Einatmens drehen Sie sich wieder zurück. Die Bewegung erfolgt nun zur anderen Seite hin.

Die vorgenannten Bewegungen führen Sie je Seite fünfmal hintereinander aus.

<u>... zeigt seine Krallen:</u>

Nehmen Sie den schulterbreiten Stand ein.

Einatmen: Ihre Hände befinden sich vor dem Brustkorb. Die Handinnenflächen zeigen nach vorne. Ihre Finger sind „gekrallt".

Ausatmen: Jetzt folgen fünf schnelle Bewegungen nach vorne, als ob Sie etwas greifen oder packen möchten.

Einatmen: Drehen Sie Ihren Oberkörper nach links.

Ausatmen: Jetzt führen Sie fünf schnelle Greifbewegungen nach links aus.

Einatmen: Nun drehen Sie Ihren Oberkörper nach rechts.

Ausatmen: Sie führen nun fünf schnelle Greifbewegungen nach rechts aus. Hiernach erfolgt derselbe Ablauf noch zweimal je Seite.

Vierte Bewegung: Der Affe…

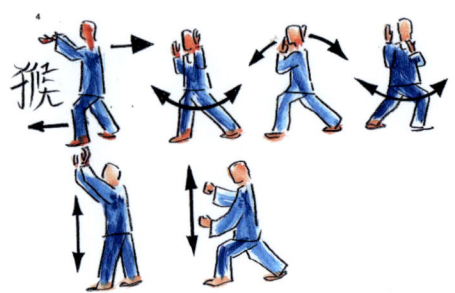

(Abb. 16: Der Affe von F. Wipfel/H. Mittelstaedt)

… begrüßt sein Publikum:

Nehmen Sie den schulterbreiten Stand ein.

Einatmen: Legen Sie Ihre Oberarme am Körper an. Winkeln Sie die Unterarme so, als ob Sie ein Tablett tragen würden.

Ausatmen: Verlagern Sie Ihr Gewicht nach rechts und drehen Sie den Oberkörper leicht nach links. Mit dem linken Bein machen Sie einen Schritt nach links und schieben dabei Ihre die Arme nach vorne.

Einatmen: Ziehen Sie die Arme wieder zurück. Auch den Fuß zurücksetzen und das Gewicht nach links verlagern. Mit dem **Ausatmen** führen Sie die Bewegung zur anderen Seite hin aus.

Die vorgenannten Bewegungen führen Sie je Seite fünfmal hintereinander aus.

... späht nach hinten:

Nehmen Sie erneut den schulterbreiten Stand ein.

Einatmen: Halten Sie sich beide Hände wie einen Spiegel vor das Gesicht. Verschieben Sie Ihre Arme nun seitlich so, dass die rechte Hand vor Ihrem linken Auge steht und die linke Hand seitlich versetzt neben Ihrer Schulter.

Ausatmen: Drehen Sie Ihren Oberkörper und Ihren Kopf nun nach links. Dabei schauen Sie nach hinten.

Einatmen: Jetzt drehen Sie sich zurück und schieben die Arme zur anderen Seite. Die Bewegung wird mit dem **Ausatmen** nun zur anderen Seite hin ausgeführt.

Die vorgenannten Bewegungen führen Sie je Seite fünfmal hintereinander aus.

... pflückt eine Frucht:

Nehmen Sie auch diesmal den schulterbreiten Stand ein.

Einatmen: Formen Sie Ihre Hände vor dem Gesicht zu einem großen Kelch.

Ausatmen: Verlagern Sie Ihr Gewicht auf das linke Bein und strecken Sie die Arme nach oben links.

Einatmen: Nehmen Sie Ihre Arme wieder herunter und verteilen Sie das Gewicht wieder gleichmäßig auf beide Füße. Mit dem **Ausatmen** erfolgt die Bewegung nun zur anderen Seite hin.

Die vorgenannten Bewegungen führen Sie je Seite fünfmal hintereinander aus.

… klettert vom Baum:

Nehmen Sie den schulterbreiten Stand ein.

Ihre Hände stehen vor Ihrem Körper übereinander. Nun bewegen Sie die Hände mit kleinen Griffen – wie beim Seilklettern – langsam von unten nach oben. Dabei gehen Sie immer wieder leicht in die Knie und kommen immer wieder hoch. Ihre Atmung fließt während der Bewegungen gleichmäßig.

Die vorgenannten Bewegungen führen Sie fünfmal hintereinander aus.

Fünfte Bewegung: Der Hirsch

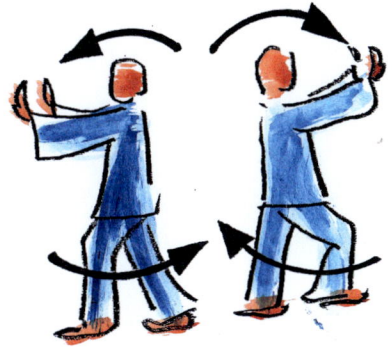

(Abb. 17: Der Hirsch von F. Wipfel/H. Mittelstaedt)

Nehmen Sie den schulterbreiten Stand ein.

Einatmen: Heben Sie Ihre Hände locker gestreckt nach vorne bis in Schulterhöhe an. Die Finger der Hände zeigen zum Himmel.

Ausatmen: Drehen Sie Ihren Kopf nach links. Ihre Arme und den Oberkörper drehen Sie gleichzeitig nach rechts.

Einatmen: Jetzt wieder zurückdrehen. Mit dem nächsten **Ausatmen** erfolgt die Bewegung zur anderen Seite hin. Die vorgenannten Bewegungen führen Sie je Seite fünfmal hintereinander aus.

Teil 4
太極
Die Yang-Stil-Kurzform nach Meister Cheng Man-Ch'ing

Die Yang-Stil Kurzform

Meister Cheng Man-Ch'ing reduzierte die ursprüngliche Yang-Stil Langform auf 38 Stellungen und beschrieb sie in seinem – leider längst vergriffenen – Buch *Dreizehn Kapitel zu T'ai Chi Ch'uan* ausführlich. Er konzentrierte sich bei der Entwicklung seiner Form auf das Wesentliche des Yang-Stils und ließ Wiederholungen weg. Dadurch lässt sich Cheng Man-Ch'ings Kurzform nun recht schnell erlernen. Der Eleganz und Wirksamkeit hat seine Kürzung indes nicht geschadet.

Die Dauer eines Durchgangs der gesamten Form variiert je nach Atemrhythmus. Durchschnittlich benötigen Sie rund zehn Minuten für die Durchführung aller 38 Stellungen. Ich beschreibe nachfolgend sämtliche 38 Stellungen, wobei ich Stellungen 1 bis 17 sehr ausführlich darstelle.

Die Stellungen 1 bis 17 nennt man übrigens „die Erde". Diesen ersten Teil der Form können Sie losgelöst von den anderen Teilen der Kurzform ausführen. Er stellt im Grunde eine abgeschlossene Form innerhalb des Kurzstils nach Cheng Man-Ch'ing dar. In diesem Teil ist alles enthalten, was die Yang-Stil-Kurzform ausmacht. Ein Durchgang des ersten Drittels dauert in der Regel zwischen zwei und vier Minuten.

Bezeichnung	Stellung
Die Erde (im Buch)	1 bis 17
Der Himmel	18 bis 31
Der Mensch	32 bis 38

Ich verwende in meinen Ausführungen übrigens immer die Himmelsrichtung zur Beschreibung der Abläufe innerhalb der einzelnen Stellungen. Das hat einen guten Grund. Wenn ich nämlich jede Position innerhalb einer Stellung nur mit links, rechts, vorne und hinten beschreiben würde, hätten Sie bereits nach einer Minute keinen Überblick mehr. Ich verwende daher zum besseren Verständnis die Begriffe Norden, Süden, Osten und Westen.

Die Form beginnt immer mit der Ausrichtung nach Norden. Darauf baue ich dann weiter auf. Wenn Sie möchten, können Sie sich tatsächlich die korrekte Himmelsrichtung in der Realität aussuchen. Wenn Ihnen das jedoch zu übertrieben erscheint, dem möchte ich sagen: Mir ist das auch zu übertrieben!

Norden ist immer da, wo Sie zu Beginn der Form hinschauen. Sie sollten sich ohnehin von Anfang an daran gewöhnen, die Form in jeder beliebigen Ausrichtung im Raum oder Gelände zu üben. Im Falle eines Kampfes können Sie den Gegner schließlich auch nicht darum bitten, dass er sich in magnetischer Nordausrichtung aufstellt.

Ab jetzt heißt es: Bewahren Sie Ruhe und gehen Sie nachsichtig mit sich um! Sie werden nämlich erfahrungsgemäß eine Weile benötigen, um alle beschriebenen Bewegungen der Arme und Beine in Einklang zu bringen. Lassen Sie sich nicht entmutigen.

Info: Für die einzelnen Stellungen der Yang-Stil Kurzform gibt es unterschiedliche Bezeichnungen. Ich halte mich in meinem Buch streng an die Vorgaben von Meister Cheng Man-Ch'ing (siehe Cheng Man Ch'ing – *Dreizehn Kapitel zu T'ai Chi Ch'uan* – München 2000) selbst.

Stellung 1: Vorbereitung „Der Anfang"

Stellung 2: Der Anfang „Wecke das Ch'i"

Stellung 3: Fasse den Vogel beim Schwanz, Abwehren nach links

Stellung 4: Fasse den Vogel beim Schwanz, Abwehren nach rechts

Stellung 5: Fasse den Vogel beim Schwanz, Zurückrollen

Stellung 6: Fasse den Vogel beim Schwanz, Drücken

Stellung 7: Fasse den Vogel beim Schwanz, Stoßen

Stellung 8: Peitsche

Stellung 9: Hände heben

Stellung 10: Schulterstoß

Stellung 11: Weißer Kranich kühlt seine Flügel

Stellung 12: Knie streifen, links

Stellung 13: Spiele die Laute

Stellung 14/15: Schritt vorwärts, blockieren, parieren und Fauststoß

Stellung 16: Zurückziehen und stoßen

Stellung 17: Hände kreuzen

Stellung 18: Tiger umarmen und zum Berg zurückkehren

Stellung 19: Faust unter dem Ellenbogen

Stellung 20: Schritt zurück und den Affen abwehren, rechts

Stellung 21: Schritt zurück und den Affen abwehren, links

Stellung 22: Diagonales Fliegen

Stellung 23: Wolkenhände, rechts

Stellung 24: Wolkenhände, links

Stellung 25: Gehockte Peitsche

Stellung 26: Goldener Hahn steht auf einem Bein, rechts

Stellung 27: Goldener Hahn steht auf einem Bein, links

Stellung 28: Rechten Fuß heben

Stellung 29: Linken Fuß heben

Stellung 30: Drehung und Stoß mit der linken Ferse

Stellung 31: Schritt vorwärts und tiefer Fauststoß

Stellung 32: Schöne Dame am Webstuhl, I

Stellung 33: Schöne Dame am Webstuhl, II

Stellung 34: Stoß zu den sieben Sternen

Stellung 35: Schritt zurück und den Tiger reiten

Stellung 36: Drehung und mit dem Bein über den Lotos streifen

Stellung 37: Bogen spannen und den Tiger schießen

Stellung 38: Abschluss der T'ai Chi-Form

Die Bewegungen der Yang-Stil Kurzform

Stellung 1: Vorbereitung, „Der Anfang"

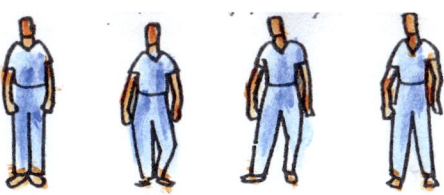

(Abb. 18: Vorbereitung – *Yu Pei Shih*; F. Wipfel/H.Mittelstaedt)

Sie stehen in der Ausgangsposition. Die Füße stehen in V-Stellung, berühren sich dabei jedoch nicht. Der Winkel der Füße zueinander beträgt etwa 80° - 90°. Das Körpergewicht ist gleichmäßig auf beide Beine verteilt. Die Haltung wird korrigiert. Der Kopf wird dabei im Himmel verankert, und die Beine im Boden. Der Körperschwerpunkt liegt in der Körpermitte (Dantien). Um diesen Punkt herum sind Sie nun frei beweglich.

Nun nehmen Sie aus der Ausgangsposition die Grundstellung ein, indem Sie leicht in die Knie einsinken und den Körperschwerpunkt nach rechts verlagern. Das rechte Bein wird belastet, während der linke Fuß entlastet wird. Ruht Ihr gesamtes Gewicht auf dem rechten Bein, wird der linke Fuß (mit der Ferse zuerst) vom Boden abgehoben und einen Schritt in Schulterbreite nach links (mit der Innenkante zuerst) wieder abgesetzt.

Nun verlagern Sie das Gewicht ganz nach links und drehen die Hüfte gleichzeitig leicht nach rechts hinten. Jetzt wird der rechte Fuß (Zehen leicht anheben), gemeinsam mit einer leichten Hüftdrehung nach links, wieder nach innen eingedreht.

Ihr Körpergewicht ruht am Ende wieder gleichmäßig auf beiden Beinen. Die Zehen beider Füße, die Handrücken und der Blick weisen nach Norden. Die Ellbogen sind leicht angehoben und die Schultern hängen locker herunter.

Kämpferischer Aspekt: In dieser entspannten Haltung warten Sie auf die Bewegung des Gegners. Bewegt sich ihr Gegenüber nicht, tun Sie es auch nicht. Bewegt sich Ihr Gegner, müssen Sie schon an ihm dran sein.

Stellung 2: Der Anfang, „Wecke das Ch'i"

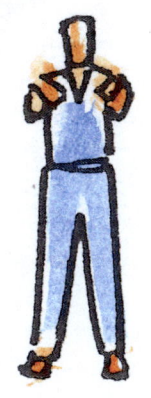 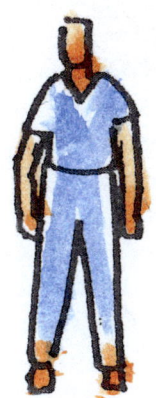

(Abb. 19: Der Anfang – *Ch'i shih*; F. Wipfel/H.Mittelstaedt)

Ihre Hände werden **nur in dieser Stellung in der Form** eigenständig (d.h. ohne einhergehende Hüftbewegung) gehoben. Im Verlauf dieser Bewegung ist es wichtig, mit dem Körper zwischen den Armen zu bleiben (schulterbreiter Abstand). Dieser Abstand darf im Lauf der ganzen Stellung nicht verringert werden. Der gesamte Ablauf erfolgt kreisförmig vor dem Körper; ausgehend vom Körperschwerpunkt, der in der Mitte liegt.

Sie stehen in der Grundstellung (die Füße zeigen nach Norden). Das Körpergewicht ist gleichmäßig auf beide Beine verteilt. Die Handgelenke hängen locker an der Körperseite und werden mit leicht gestreckten Armen angehoben (ähnlich einer Schlafwandlerhaltung). Die Ellbogen werden bei der Aufwärtsbewegung nicht durchgedrückt und die Schultern nicht mit angehoben. Die Handgelenke bleiben bei der Aufwärtsbewegung weiterhin locker hängen. In Schulterhöhe (nicht höher heben) sind die Hände parallel zum Boden ausgerichtet.

Nun strecken Sie die Fingerspitzen ganz leicht aus (bitte nicht überdehnen). Die Arme werden in Richtung Schulter gezogen. Dabei sinken die Ellbogen automatisch nach unten und falten sich vor der Schulter zusammen. Die Handgelenke hängen locker und sind noch immer parallel zum Boden ausgerichtet; sie werden nun derart nach unten bewegt, als würden Sie einen großen Ball unter Wasser drücken. Sind die Hände neben dem Körper angekommen, stehen Sie wieder in der Grundstellung.

Erst wenn die Hände neben dem Körper hängen, folgt der Übergang zur dritten Stellung.

Info: Bei dieser Stellung wird oft abgekürzt. Oftmals wird bereits in der Abwärtsbewegung der Arme zur dritten Stellung übergegangen. Das ist falsch, denn es unterbricht die Aufmerksamkeit! Der Schlüssel zum Erfolg bei dieser Übung liegt im dauerhaften Entspannen (loslassen) der Hände und im bewussten Fallenlassen der Ellbogen bei der Abwärtsbewegung.

Kämpferischer Aspekt: Führen Sie diese Bewegung ansatzlos und schnell aust, lassen sich damit beispielsweise die Hände eines Gegners abschütteln, der Sie bereits am Kragen festhält.

<u>Stellung 3: Fasse den Vogel beim Schwanz, Abwehren nach links</u>

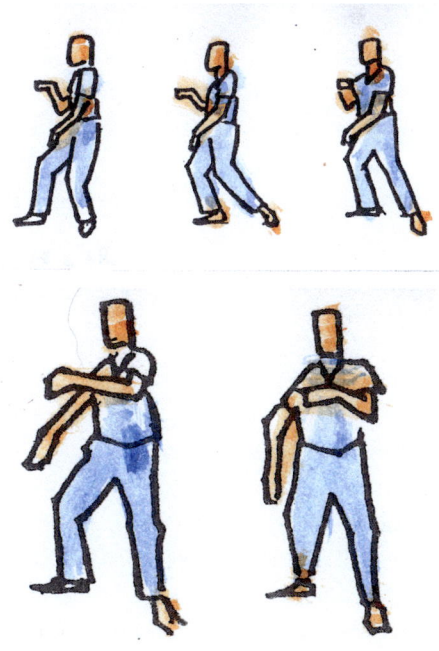

(Abb. 20: Fasse den Vogel beim Schwanz, Abwehren nach links – *Lan Ch'ueh Wie, Tso Peng*; F. Wipfel/H.Mittelstaedt)

Sie stehen in der Grundstellung (die Füße zeigen nach Norden). Der Körperschwerpunkt liegt in der Mitte.

Nun verlagern Sie das Gewicht auf den linken Fuß. Gleichzeitig drehen Sie die Hüfte leicht nach rechts und nehmen den rechten Fuß mit. Er dreht sich auf der Ferse nach rechts außen und kommt nach einer 90°-Drehung in Ostrichtung zur Ruhe. Während der Hüftdrehung nach rechts wird gleichzeitig die rechte Hand bis auf Höhe der Achselhöhle gehoben, während die Handfläche der linken Hand gleichzeitig nach oben gedreht und der linke Arm bis auf Hüfthöhe gehoben wird. Sie nehmen vor der Körpermitte sozusagen einen Ball auf.

Jetzt verlagern Sie das Gewicht auf das rechte Bein. Der vor der Körpermitte aufgenommene Ball verschiebt sich – bei gleichbleibender Haltung der Arme – nach vorne in Blickrichtung Ost. Der Rücken bleibt lotrecht (nicht nach vorne beugen). Befindet sich das Gewicht auf dem rechten Bein, erfolgt eine Hüftdrehung nach links. Die Ferse des linken Fußes wird angehoben.

Danach heben Sie das Bein vom Boden ab und setzen es schulterbreit versetzt in Richtung Nord wieder auf. Gleichzeitig mit dieser Hüftdrehung lösen Sie den Ball auf. Die linke Hand steigt kreisförmig von der Hüfte bis in Brusthöhe (die Handfläche zeigt zum Körper) und die rechte

Hand wird zu Beginn der Hüftdrehung in Höhe der Achselhöhle zuerst ebenfalls zum Körper gedreht und dann abstreifend (ohne Berührung) an der steigenden linken Hand zur rechten Hüfte herabgeführt beziehungsweise fallen gelassen.

Am Ende dieser Bewegung, jedoch noch während der Gesamtbewegung, drehen Sie den rechten Fuß leicht nach links ein; er zeigt nun nach Nord/Ost. Die Handfläche Ihrer rechten Hand zeigt schließlich zum Boden, die linke Hand schützt den Körper. Sie stehen in einer Abwehrhaltung im Bogenschritt (siehe Abschnitt „Der Bogenschritt" auf Seite 60).

Das Gewicht Ihres Körpers ruht auf dem linken Bein. Es ist leicht gebeugt und das Knie verdeckt knapp die Zehen. Das rechte Bein ist leicht gestreckt, jedoch keinesfalls durchgestreckt. Die Hüften sind in Blickrichtung Nord gerichtet und Sie stehen aufrecht, aber durch das leichte einsinken in Stellung 1 in tiefer Position.

Sämtliche Bewegungen beginnen und enden in Blickrichtung Ost.

Kämpferischer Aspekt: Sie wehren eine angreifende rechte Hand des Gegners mit einer Aufwärtsbewegung Ihrer rechten Hand ab. Dabei führen Sie eine Rechtsdrehung aus und verlagern Ihr Gewicht auf rechts. Zieht der Gegner die rechte

Hand zurück und stößt mit der linken Hand vor, wehren Sie diese mit einer Aufwärtsbewegung Ihrer linken Hand ab. Dabei drehen Sie sich nach links und verlagern Ihr Gewicht ebenfalls auf links.

Sie können diese Aufwärtsbewegung der linken Hand aber auch dazu nutzen, einen Kopfstoß auszuführen. Die in Hüfthöhe befindliche rechte Hand können Sie zusätzlich für einen Fauststoß nutzen.

<u>Stellung 4: Fasse den Vogel beim Schwanz, Abwehren nach rechts</u>

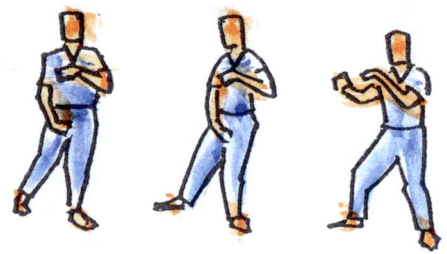

(Abb. 21: Fasse den Vogel beim Schwanz, Abwehren nach rechts – *Lan Ch'ueh Wie, Y Peng*; F. Wipfel/H.Mittelstaedt)

Sie stehen nun im Bogenschritt. Der linke Fuß ist nach vorne (Nord), der rechte Fuß ist nach hinten (Nord/Ost) gerichtet. Das Gewicht ist links.

Drehen Sie die Hüfte nun nach links vorne in Blickrichtung Nord/Ost. Gleichzeitig dreht sich dabei der rechte Fuß auf dem Ballen in Richtung Ost. Die Handgelenke und die Unterarme drehen sich derart, dass die Handfläche der linken Hand nach unten zeigt (der Arm befindet sich in Brusthöhe) und die Handfläche der rechten Hand nach oben weist (sie befindet sich in Hüfthöhe). Nehmen Sie erneut einen Ball vor der Körpermitte auf.

Jetzt heben Sie den rechten Fuß vom Boden ab (das Gewicht ist noch links) und setzen ihn eine halbe Fußlänge nach vorn in Blickrichtung Ost (schulterbreiter Abstand) mit der Ferse zuerst auf. Das Gewicht wird auf das rechte Bein verlagert. Gleichzeitig schwingt der rechte Arm halbkreisförmig nach oben (maximal bis in Schulterhöhe). Die Handfläche der rechten Hand zeigt zum Körper. Das linke Handgelenk dreht währenddessen die Handfläche nach außen (vom Körper weg in Richtung rechte Hand). Der Arm bleibt in Brusthöhe.

Am Ende drehen Sie den linken Fuß nach rechts ein. Dieser zeigt jetzt in Richtung Nord/Ost. Sie haben erneut einen kleinen Bogenschritt ausgeführt und Sie wehren jetzt nach rechts ab.

Kämpferischer Aspekt: Mit dieser Bewegung blocken Sie eine angreifende rechte Hand und ein linkes Bein eines Gegners mit der Aufnahme des Balls vor der Körpermitte ab. Die rechte Hand schützt Ihren Unterleib, die linke Schulter ist entspannt. Danach erfolgt die Drehung nach rechts und ein Schritt nach vorne (Ost) sowie gleichzeitig die Abwehrbewegung. Der Gegner wird weggeschleudert.

Stellung 5: Fasse den Vogel beim Schwanz, Zurückrollen

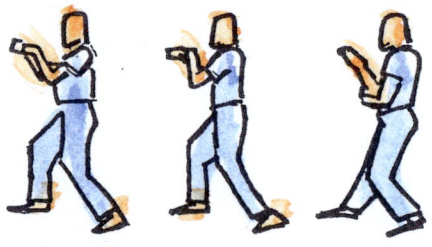

(Abb. 22: Fasse den Vogel beim Schwanz, Zurückrollen – *Lan Ch'ueh Wie, Lu*; F. Wipfel/H.Mittelstaedt)

Diese Bewegung verbindet sich am Endpunkt übergangslos mit der Stellung 6, was den Eindruck erweckt, die beiden Stellungen seien in Wirklichkeit eigentlich nur eine.

Verlagern Sie das Gewicht von vorne rechts auf das hintere (linke) Bein. Gleichzeitig mit der Gewichtsverlagerung sinkt die linke Hand an die linke Hüfte. Sie nehmen diesmal keinen Ball auf, doch die Handflächen sollten „Kontakt" miteinander aufnehmen (sie berühren sich jedoch nicht). Nun drehen Sie die Hüfte nach links hinten. Die linke Hand steigt währenddessen halbkreisförmig hinter den Körper.

Kämpferischer Aspekt: Wenn ein Gegner versucht, Sie wegzustoßen, nehmen Sie Kontakt mit seinen Armen auf. Ihr Rücken bleibt dabei lotrecht und Ihr Blick geht geradeaus. Sie verlagern Ihr Gewicht jetzt schnell nach hinten. Durch diese Gewichtsverlagerung und die Rumpfdrehung wird der Gegner aus dem Gleichgewicht gebracht. Dort, wo er Sie vermutet, sind Sie nicht mehr.

Stellung 6: Fasse den Vogel beim Schwanz, Drücken

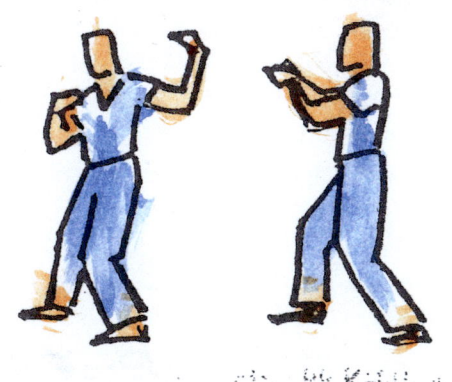

(Abb. 23: Fasse den Vogel beim Schwanz, Drücken – *Lan Ch'ueh Wei, Chi*; F. Wipfel/H.Mittelstaedt)

Ihr Gewicht befindet sich am Ende der Stellung 5 hinten auf dem linken Bein. Es geht nun übergangslos weiter: Der rechte Arm bleibt in Brusthöhe und Sie führen die eingeleitete Rumpfbewegung aus Stellung 5 nahtlos weiter nach links aus. Die linke Hand bewegt sich bei dieser Bewegung aus ihrer Position (in Hüfthöhe) mit nach hinten und steigt kreisförmig bis in Brusthöhe (siehe Stellung 5). Das Gewicht ist noch immer hinten auf dem linken Bein und der rechte Arm schützt in Brusthöhe den Körper.

Ist die linke Hand ebenfalls in Brusthöhe angekommen, hört die Drehbewegung nach links auf und es folgt direkt eine erneute Drehung aus der Hüfte heraus. Diesmal nach rechts. Das Gewicht ist immer noch hinten und der rechte Arm schützt vorne den Oberkörper. Die Hüftdrehung nach rechts wird solange ausgeführt, bis Sie in Richtung Nord/Ost blicken. Die linke Handfläche nimmt in Brusthöhe Kontakt mit der rechten Handfläche auf (die Hände berühren sich). Jetzt beginnt die eigentliche Stellung 6:

Jetzt verlagern Sie das Gewicht von links hinten nach rechts vorne. Dabei drücken Sie einen imaginären Gegner von sich weg. Ihre Beine und Füße bewegen sich dabei nicht. Seit Stellung 4 hat sich mit der Einnahme des Bogenschritts nichts an deren Haltung geändert. Das rechte Bein ist vorne und das linke Bein befindet sich hinten. Nur das Gewicht wird immer wieder verlagert.

Info: Wichtig ist bei dieser Stellung, dass Ihre Drehbewegung einzig aus der Hüfte heraus erfolgt und nicht zu weit ausholend geschieht. Die linke Hand (der linke Arm) führt nur kleine Kreisbewegungen aus. Hier kommt erstmalig das Thema „Koordination der Gliedmaßen" zum Tragen. Ist die jeweilige Drehung beendet, müssen die Arme in ihrer endgültigen Position sein; nicht früher und nicht später.

Wichtig ist auch, ein Augenmerk auf die Ellbogen zu haben: Die Arme sind leicht gerundet und die Ellbogen hängen locker nach unten.

Kämpferischer Aspekt: Der Gegner lässt sich leider nicht aus dem Gleichgewicht bringen. Dennoch steht er nicht mehr ganz so sicher wie eben noch. Sie holen daher mit einer Drehbewegung Schwung, bleiben mit seinem linken Arm in Kontakt und stoßen ihn am Ende mit unserer Rechtsdrehung und der gleichzeitigen Gewichtsverlagerung nach vorne in Richtung Nord/Ost von Ihnen weg. Er ist jetzt gleich zweifach aus dem Gleichgewicht. Er strebt immer noch leicht orientierungslos nach vorne (West) und erfährt jetzt zusätzlich eine Bewegung nach hinten (Nord/Ost). Er wird sich um die eigene Achse drehen und zur Seite geschleudert.

Stellung 7: Fasse den Vogel beim Schwanz, Stoßen

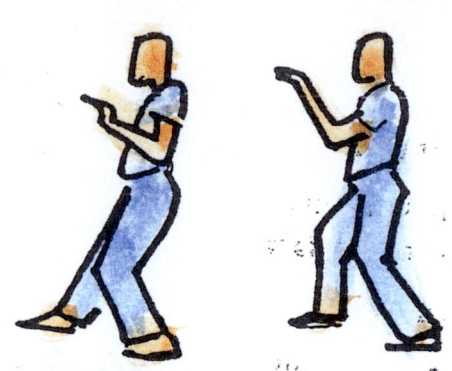

(Abb. 24: Fasse den Vogel beim Schwanz, Stoßen – *Lan Ch'ueh Wie, An*; F. Wipfel/H.Mittelstaedt)

Ihr Gewicht befindet sich vorne auf dem rechten Bein, das nach Osten ausgerichtet ist. Der linke Fuß ist unbelastet und zeigt nach Nord/Ost. Die Handflächen haben vor der Brustmitte Kontakt aufgenommen. Ihr Rücken ist lotrecht und der Blick geht geradeaus in Richtung Nord/Ost.

Sie verlagern das Gewicht nun nach hinten auf den linken Fuß. Gleichzeitig werden die Hände horizontal mit vor die Schultern gezogen. Die Ellbogen sinken nach unten.

Jetzt verlagern Sie das Gewicht wieder nach vorne auf den rechten Fuß. Gleichzeitig stoßen Sie mit den Händen in einer leichten Aufwärtsbewegung nach vorne und nach oben (maximal bis in Schulterhöhe). Die Ellbogen sind nicht durchgedrückt. Die Hände zeigen in ihrer Endposition nicht über die Fußspitzen hinaus.

Info: Allein die Gewichtsverteilung bewirkt den Schiebevorgang. Ihre Arme folgen der Vorwärtsbewegung des Beckens. Der Rücken bleibt lotrecht. Sie beugen sich nicht nach vorne und die Arme werden nicht durchgestreckt.

Kämpferischer Aspekt: Der Gegner hat es geschafft, Ihr Drücken zu neutralisieren. Mit dieser Bewegungsfolge versuchen Sie nun, sein rechtes Handgelenk und seinen rechten Ellenbogen zu berühren.
Dies geschieht in der Rückwärtsbewegung. Haben Sie den Kontakt hergestellt und folgt Ihnen der Gegner, verlagern Sie Ihr Gewicht wieder nach vorne und stoßen ihn von sich. Er befindet sich noch in der Vorwärtsbewegung und Sie nutzen dadurch seinen unsicheren Stand zu Ihrem Vorteil.

Stellung 8: Peitsche

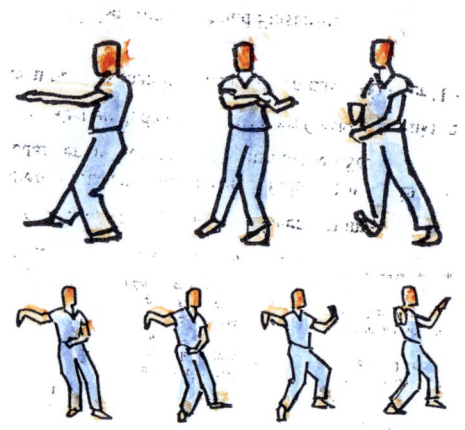

(Abb. 25: Peitsche – *Tan Pien*; F. Wipfel/H.Mittelstaedt)

Sie stehen noch immer im Bogenschritt. Das Gewicht befindet sich vorne auf dem rechten Bein, das nach Osten ausgerichtet ist. Der linke Fuß ist unbelastet und zeigt nach Nord/Ost. Die Handflächen zeigen nach vorne, die Ellbogen sind nicht durchgedrückt.

Sie verlagern Ihr Gewicht nun nach hinten auf den linken Fuß. Die Hände und Arme verbleiben dabei in ihrer eingenommenen Position. Am Ende der eingeleiteten Rückwärtsbewegung werden die Arme auf einem imaginären Luftpolster abgelegt, sie werden parallel zum Boden gehalten.

Info: Durch die Rückwärtsbewegung sieht es so aus, als würden die Ellbogen bewusst nach oben geführt. Das ist jedoch nicht der Fall. Allein die Gewichtsverlagerung bewirkt, dass die Ellbogen nach oben kommen, die Handgelenke kippen und die Handflächen am Ende nach unten zeigen. Die Bewegung wird nicht eigenständig ausgeführt.

Jetzt drehen Sie die Hüfte nach links bis in Richtung Nord ein. Die Hände folgen dieser Bewegung auf dem Luftpolster parallel zum Boden. Sind Sie in der Endposition angekommen, drehen Sie den leeren rechten Fuß ebenfalls in Richtung Nord ein.

Nun erfolgt eine erneute Gewichtsverteilung. Diesmal verlagern Sie das Gewicht auf den rechten Fuß. Die Hüfte dreht dabei weiter nach links bis in Richtung Nord/West. Gleichzeitig dreht der linke leere Fuß in dieselbe Richtung und die Arme drehen sich auf ihrem Luftpolster ebenfalls bis in Richtung Nord/West.

Drehen Sie den Körper nun leicht in Richtung Norden zurück. Die Gewichtsverteilung und die Fußstellung bleiben unverändert (Gewicht ist rechts). Im Verlauf dieser Drehung wird der linke Arm gleichzeitig halbkreisförmig nach unten zum Körper bewegt, und zwar solange, bis die Handfläche zum Körper zeigt.

Der rechte Arm wird zeitgleich in Schulterhöhe zum Körper herangezogen. Die Handfläche zeigt nach unten und die Finger formen die sogenannte Peitschenhand.

Alle Finger der rechten Hand berühren den Daumen und zeigen senkrecht zum Boden.

Nun drehen Sie die Hüfte nach links. Der leere linke Fuß wird vom Boden abgehoben (nur wenige Millimeter) und in Westrichtung mit der Ferse zuerst wieder aufgesetzt. Die rechte Peitschenhand schwenkt dabei gleichzeitig nach außen in Richtung Nord. Die Fingerstellung bleibt erhalten. Jetzt wird das Körpergewicht nach vorne links verlagert. Die linke Hand stößt aus ihrer Position vor dem Körper bis in Schulterhöhe (nicht höher) nach vorne. Der rechte Fuß wird leicht in Richtung Nord/West eingedreht. In der erreichten Endstellung zeigen sowohl der linke Fuß als auch die linke Hand in Richtung West.

Die Peitschenhand zeigt in einem Winkel von 90° in Richtung Nord und der rechte Fuß in Richtung Nord/West.

Keiner Ihrer Arme darf über Schulterhöhe hinaus gehen.

Info: Die „Peitsche" eignet sich hervorragend als Stehübung. Mit ihr lässt sich eine hohe Stabilität bei ausgestreckten Armen erlernen. Gleichzeitig erreicht man eine Konzentration der Kraft in der Mitte. Nur der Körper bleibt mittig und aufrecht. Die Kraft verbleibt in der Körpermitte, während das tatsächliche Körpergewicht unterschiedlich auf die Füße verteilt ist.

Kämpferischer Aspekt: Es wird ein Angriff von der linken Seite angenommen. Obwohl der Bewegungsablauf aus vielen Einzelteilen besteht und ausgiebig erklärt werden muss, ist der Effekt doch recht einfach und wirkungsvoll. Durch die Gewichtsverlagerung nach rechts zwingen Sie dem Gegner Ihre Rückwärtsbewegung auf. Dann drehen Sie die Hüfte nach links und stoßen ihn in Brusthöhe von Ihnen weg. Auch diesmal befindet er sich noch in der Bewegung auf uns zu und Sie nutzen diesen Schwachpunkt für Ihren Angriff aus.

Stellung 9: Hände heben

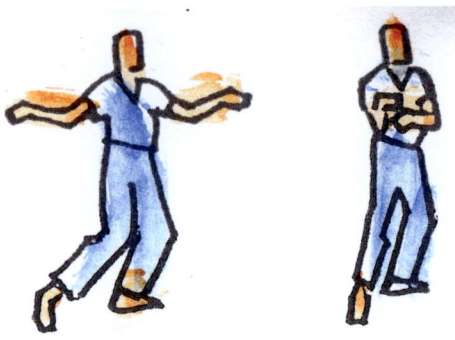

(Abb. 26: Hände heben – *T'i Shou*; F. Wipfel/H.Mittelstaedt)

Sie stehen im Peitschenschritt. Das Gewicht befindet sich auf dem linken Fuß, der in Richtung Westen zeigt. Der rechte Fuß ist leer und zeigt nach Nord/West.

Drehen Sie die Hüfte soweit nach rechts, bis Ihre Körpervorderseite nach Nord ausgerichtet ist. Der rechte Fuß dreht sich auf dem Ballen ebenfalls nach Nord und der linke Arm folgt der Hüftbewegung. Er rundet sich und wird mit hängendem Ellbogen halbkreisförmig in Brusthöhe vor dem Oberkörper gehalten. Die Peitschenhand (rechte Hand) öffnet sich und dreht sich im Handgelenk, bis die Handfläche zur linken Handfläche zeigt. Jetzt rundet sich auch der rechte Arm und wird ebenfalls halbkreisförmig in

Schulterhöhe gehoben und mit hängendem Ellbogen gehalten. Beide Arme bilden vor der Brust einen Kreisbogen (Sie nehmen horizontal ein Ball auf).

Für einen außenstehenden Betrachter sieht es aus, als ob ein Baumstamm umfasst wird.

Jetzt heben Sie den rechten Fuß an (das Gewicht ist nach wie vor links) und leer mit der Ferse aufgesetzt. Nun ziehen Sie den Fuß auf der Ferse – und mit dem Fuß gleichzeitig den rechten Arm – nach links bis zu einer von der linken Ferse ausgehenden gedachten Linie gezogen. Der rechte Unterarm nähert sich gleichzeitig der linken Hand.

Die Ellbogen beider Arme hängen und die Fingerspitzen beider Hände ragen nicht über Schulterhöhe hinaus.

Kämpferischer Aspekt: Es erfolgt ein erneuter Angriff von rechts. Die Ausführung dieser Stellung ermöglicht Ihnen einerseits „in Ruhe" abzuwarten, was als nächstes folgt. Hierbei wird angenommen, Sie hätten Abstand zum Gegner. Dies sollte jedoch nicht wirklich der Fall sein, denn Sie können Sie den Gegner sogar direkt zu Fall bringen, wenn Sie bei der Ausführung dieser Stellung bereits an seinen Handgelenken haften.

Stellung 10: Schulterstoß

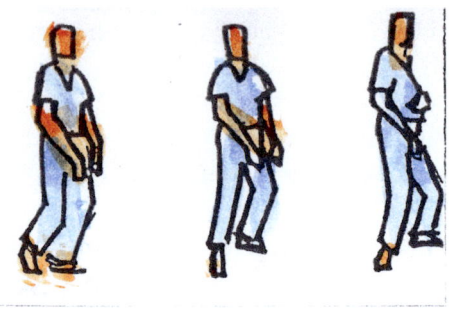

(Abb. 27: Schulterstoß – *K'ao*; F. Wipfel/H.Mittelstaedt)

Ihr Körpergewicht befindet sich noch immer auf dem linken Fuß (West). Der rechte Fuß befindet sich leer auf der Ferse, aufgesetzt vor dem rechten Fuß (Nord). Die beiden Arme befinden sich in der Abwehrhaltung aus der vorherigen Stellung ebenfalls in Nordrichtung.

Drehen Sie nun die Hüfte leicht nach links. Ihre Körpervorderseite zeigt nach dieser Drehung in Richtung Nord/West. Nun strecken Sie das linke Knie leicht. Die rechte Ferse wird auf gerader Linie an die linke Ferse herangezogen. Der Ballen des rechten Fußes wird wieder aufgesetzt. Die Hüfte wird nun aus der Nord/West-Ausrichtung weiter nach links gedreht. Der linke Arm und der rechte Arm sinken gleichzeitig nach unten.

Beide Handflächen sind beim Sinken zueinander gerichtet und kommen vor der linken Hüfte zur Ruhe.

Jetzt drehen Sie die Hüfte nach rechts. Der linke Arm steigt halbkreisförmig nach oben und kreist unterhalb der Brusthöhe nach innen zur Körpermitte. Die linke Handfläche nähert sich dem rechten Unterarm, berührt ihn aber nicht.

Während der Hüftbewegung nach links hat sich der rechte Unterarm leicht gedreht und schützt seither den Unterleib. Das ändert sich im Verlauf der eben beschriebenen Hüftdrehung nach rechts nicht.

Heben Sie den leeren rechte Fuß an und setzen Sie ihn eine Schrittlänge weit nach vorne (Nord) mit der Ferse zuerst wieder auf. Das Gewicht wird auf den rechten Fuß geschoben. Mit dieser Gewichtsverlagerung kommt es zu einer leichten Hüftbewegung nach links. Die Arme bleiben in ihrer Position und man führt mit der gesamten rechten Körperseite einen Schulterstoß aus.

Info: Die Schulter wird nicht isoliert bewegt. Die Wirbelsäule bleibt aufrecht und wird auch nicht nach vorne oder zur Seite gebeugt.

Kämpferischer Aspekt: Der Gegner greift Sie, nachdem Sie ihn ins Wanken gebracht haben, an. Durch die Hüftdrehung nach links und das Sinken der Arme lassen Sie ihn bereits ins Leere (auf Sie zu) laufen. Der danach folgende Schulterstoß nutzt die Energie des Gegners aus und stößt ihn zu Boden.

Die Wirksamkeit dieses Schulterstoßes können Sie sehr leicht an einer Tür testen. Die Tür öffnen (besser ist das) und dicht vor das Türblatt stellen (bitte keine Glastür benutzen). Dann den Schulterstoß ausführen und das Ergebnis betrachten. Sie werden kaum Energie eingesetzt haben und vor allem wenig spüren. Die Tür wird sich jedoch weit öffnen (Vorsicht! Die Tür kann sich sogar sehr schnell und sehr weit öffnen)! Spüren Sie den Schulterstoß, haben Sie ihn nicht korrekt ausgeführt.

Stellung 11: Weißer Kranich kühlt seine Flügel

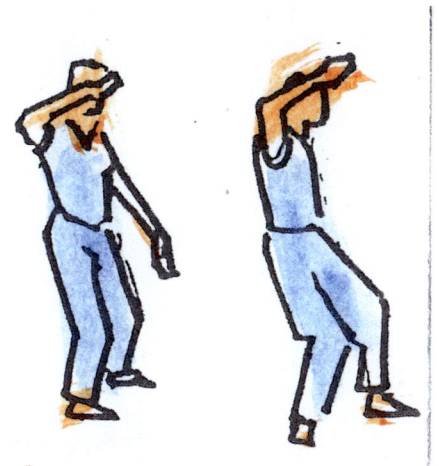

(Abb. 28: Weißer Kranich kühlt seine Flügel – *Pai Hao Liang Ch'ih*; F. Wipfel/H.Mittelstaedt)

Ihr linker Fuß ist leer und zeigt nach Westen. Ihr Körpergewicht ruht auf dem vorderen rechten Fuß, der nach Norden zeigt.

Nun steigt der rechte Arm steigt kreisförmig nach oben. Das Handgelenk dreht sich und kommt in Schläfenhöhe mit der Handfläche nach außen (vorne) zur Ruhe. Der linke Arm sinkt gleichzeitig nach unten. Die Handfläche dreht sich nach unten und kommt neben der linken Hüfte zur Ruhe (virtuelle Stütze). Der linke Fuß wird während des Bewegungsablaufs abgehoben und eine Schrittlänge weit nach West gerichtet mit der Fußspitze leer aufgesetzt.

Info: Der Bewegungsablauf sieht aus, als ob ein Kranich seine Schwingen ausbreitet. Diese bildliche Vorstellung hilft Ihnen ganz sicher bei der korrekten Ausführung dieser Stellung.

Kämpferischer Aspekt: Der Gegner greift Ihre linke Seite mit der rechten Faust und dem rechten Bein an. Das heben Ihrer rechten Hand wehrt seinen Faustschlag ab, die sinkende linke Hand schiebt sein Bein von Ihnen weg. Der ausgeführte Schritt Ihrerseits bringt seinen Ablauf endgültig durcheinander. Natürlich können Sie Ihr linkes Bein auch für einen Tritt nutzen. Wohin getreten wird, dürfte auch ohne weitere Erklärung klar sein, oder?

Stellung 12: Knie streifen, links

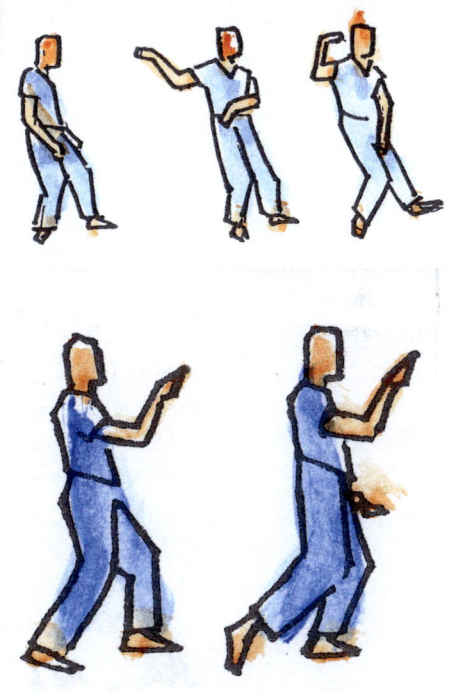

(Abb. 29: Knie streifen, links – *Tso Lou Hsih Yao Pu*; F. Wipfel/H.Mittelstaedt)

Ihr vorderer linker Fuß steht mit dem Ballen in Richtung Westen auf dem Boden. Ihr hinterer rechter Fuß zeigt nach Norden und trägt Ihr Körpergewicht.

Es erfolgt zuerst eine leichte Hüftdrehung nach links. Die Fußstellung aus der vorherigen Stellung wird beibehalten. Der rechte Arm sinkt vor der Körpermittelachse nach unten. Die Handfläche dreht sich nach unten. Der linke Arm steigt gleichzeitig nach außen (Süd) und nach oben. Die Handfläche dreht sich ebenfalls nach oben.

Jetzt erfolgt eine Hüftdrehung nach rechts, und zwar solange, bis die Körperfront nach Nord/West zeigt. Der sinkende rechte Arm kreist am Unterbauch vorbei an die rechte Hüfte und steigt hinter der Hüfte leicht nach oben. Das Handgelenk wird kontinuierlich gedreht, bis die Handfläche nach oben zeigt. Der linke Arm bewegt sich bei gleichmäßiger Drehung des Handgelenks in Brusthöhe am Oberköper vorbei nach rechts, bis sich die linke Handfläche an der rechten Brustseite oberhalb der rechten Hand befindet. Die Handflächen haben einen handbreiten Abstand zwischen Brustbein und Bauchnabel und nehmen in diesem Abstand Kontakt auf (Ball aufnehmen).

Nun erfolgt eine Hüftdrehung nach links, bis die Körperfront nach West zeigt. Der linken Fuß wird abgehoben und etwas nach links versetzt mit der Ferse zuerst in Richtung Westen aufgesetzt.

Jetzt wird die rechte Seite belastet. Gleichzeitig wird der Ball an der rechten Seite aufgelöst, indem der rechte Arm kreisend bis in Höhe der Schulter steigt und durch die Hüftdrehung mit nach vorne gerichteter Handfläche in Schulterhöhe in Richtung Süd/West stößt (nicht über das Knie hinaus).

Währenddessen sinkt der linke Arm nach unten und bewegt sich mit nach unten gerichteter Handfläche am Unterbau vorbei nach links und streift das leicht erhobene linke Bein in Kniehöhe (nicht berühren), das gerade einen Schritt nach links macht (Gewichtsverlagerung von rechts nach links) und gelangt schließlich an der linken Körperseite in eine hängende Position. Es wird Kontakt mit dem Erdboden aufgenommen. Am Ende dreht der, jetzt unbelastete, rechte Fuß nach links ein (45°) und zeigt in Richtung Nord/West.

Kämpferischer Aspekt: Der Gegner greift Sie von links an. Ihr rechter Arm wehrt den Faustschlag ab, der linke Arm schiebt das Bein des Gegners weg. Er verliert sein Gleichgewicht und kommt auf Sie zu. Gleichzeitig mit dem Schritt nach vorne und aus der der Hüftbewegung heraus stoßen Sie mit der rechten Hand zur Brust (Solarplexus) des Gegners und setzen ihn damit außer Gefecht.

Stellung 13: Spiele die Laute

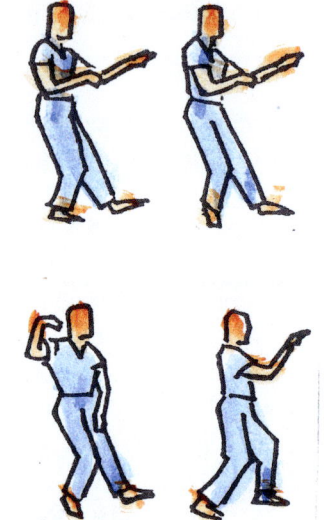

(Abb. 30: Spiele die Laute – *Shou Hui P'i Pa*; F. Wipfel/H.Mittelstaedt)

Ihr Gewicht ist vorne links. Ihr Fuß zeigt nach Westen. Ihr rechter Fuß ist unbelastet und zeigt nach Nord/West.

Jetzt erfolgt eine leichte Hüftdrehung nach rechts (Nord/West). Die Handgelenke werden zueinander gerichtet und nehmen Kontakt miteinander auf (horizontaler Ball). Der rechte Fuß wird abgehoben und eine Schrittweite nach rechts im Winkel von 90° (Norden) mit der Ferse zuerst wieder aufgesetzt. Jetzt wird der hintere rechte Fuß belastet. Nun wird der leeren linken Fuß angehoben und knapp über dem Boden nach links (nicht über den Boden schleifen) bis zu einer von der rechten Ferse ausgehenden gedachten Linie gezogen. Der linke Unterarm nähert sich der rechten Hand, die Ellbogen beider Arme hängen und die Fingerspitzen beider Hände (insbesondere aber der linken Hand) ragen nicht über Schulterhöhe hinaus. Hiernach efolgt erneut ein zweites „Knie streifen, links". Der Ablauf entspricht exakt dem Ablauf der Stellung 12.

Kämpferischer Aspekt: Der Gegner benutzt seine linke Hand, um Ihre rechte Hand abzuwehren. Sie haften an seinem rechten Handgelenk, wenden die Stellung 13 an und drücken seinen rechten Arm mit Ihrem rechten Arm herunter. Gleichzeitig bewegt sich Ihr linker Arm nach rechts (Laute spielen). Dabei verletzen Sie den Gegner vermutlich am Ellenbogen.

Stellung 14 und 15: Schritt vorwärts, blockieren, parieren und Fauststoß

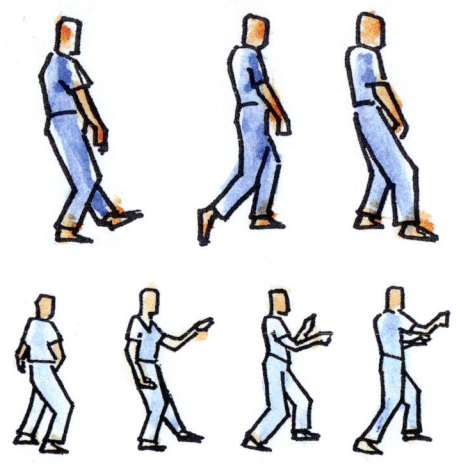

(Abb. 31: Schritt vorwärts, blockieren, parieren, Fauststoß – *Chin Pu Pan Lan Ch'ui*; F. Wipfel/H.Mittelstaedt)

Ausgangspunkt ist das zweite „Knie streifen, links". Ihr linker Fuß ist belastet und zeigt in Richtung West. Ihr rechter Fuß steht schulterbreit in einem Winkel von 45° in Richtung Nord/West und ist unbelastet.

Das Körpergewicht wird mit einer leichten Hüftdrehung nach links ganz auf den rechten Fuß verlagert. Der leere linke Fuß wird auf der Ferse um 45° nach links (Süd/West) gedreht. Gleichzeitig mit dieser Drehung sinkt der rechte Arm bis auf Schenkelhöhe des linken Oberschenkels. Die rechte

Hand wird zu einer lockeren Faust geschlossen. Der linke Arm bleibt an der linken Hüfte. Er dreht sich leicht zum linken Oberschenkel, als ob er den Köcher einer Schwertscheide halten würde.

Es erfolgt nun ein Schritt. Dazu verlagern Sie zuerst das Körpergewicht auf das linke Bein. Das linke Knie wird leicht gebeugt und gleichzeitig erfolgt eine kleine Drehung der Hüfte nach rechts. Der rechte Fuß wird bei der Gewichtsverlagerung auf links bogenförmig an das linke Bein ehrangezogen und schulterbreit im rechten Winkel eine Schrittlänge nach vorne aufgesetzt (West). Der linke Arm wird bis in Brusthöhe angehoben und schützt den Körper.

Nun verlagern Sie das Körpergewicht auf das rechte Bein. Das Knie wird gebeugt. Ein weiterer Schritt ist erfogt. Der rechte Arm beschreibt eine Kreisbewegung (ziehen eines Schwertes) und sinkt auf Höhe des rechten Oberschenkels.

Jetzt bringen Sie den linken Fuß bogenförmig an das rechte Bein heran. Danach wird der Fuß eine Schrittlänge nach vorn in Richtung Westen schulterbreit und im rechten Winkel mit der Ferse zuerst aufgesetzt. Jetzt erfolgt, gleichzeitig mit einer Hüftbewegung nach links eine Gewichtsverlagerung in dieselbe Richtung. Während der Gewichtsverlagerung und der Drehung wird der rechte Arm unter dem linken

Arm hindurch nach vorne gestoßen. Der linke Arm berührt den rechten Arm dabei nicht und deckt weiterhin die Brust. Am Ende der Bewegung wird der rechte Fuß nach links eingedreht, bis er in einem Winkel von 45° zum linken Fuß steht (Nord/West).

Kämpferischer Aspekt: Mit Hilfe dieser beiden Stellungen lassen sich kämpferisch so viele Dinge ausführen, dass die Beschreibung noch einmal so lang wäre, wie die Beschreibung der Stellung selbst. Ich will daher nur noch einmal erwähnen, dass zuerst mehrere Abwehrtechniken zum Einsatz kommen, die Sie bereits kennengelernt haben. Am Ende steht dann ein Stoß, der vom Gegner nicht gesehen wird, da er verdeckt ausgeführt wird.

Stellung 16: Zurückziehen und stoßen

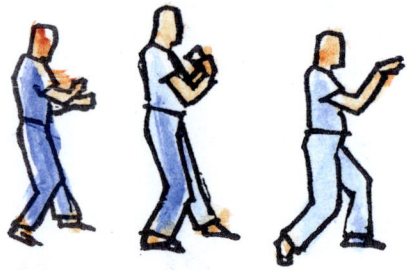

(Abb. 32: Zurückziehen und stoßen – *Ju Feng Su Pi*; F. Wipfel/H.Mittelstaedt)

Ausgehend von der Endposition der vorhergehenden Stellung (Gewicht ist vorne links), verlagern Sie das Gewicht langsam auf das rechte Bein. Dazu wird leicht in die Hocke gegangen. Die Unterarme verschränken sich zu Beginn der Bewegung in Höhe der Handgelenke. Die linke Hand (Handfläche nach oben) ist anfangs noch über der rechten Hand (Handfläche nach unten). Die linke Hand wird dann unter das rechte Handgelenk geführt. Es folgt ein „Abstreifen" wie bei einem Schwert, wobei die rechte Hand über die linke Hand hinwegstreift. Die Arme lösen sich und werden nach hinten geführt (bereit zum Stoßen). Die Bewegungen erfolgen gleichzeitig mit der Gewichtsverlagerung von vorne links nach hinten rechts.

Nun verlagern Sie das Körpergewicht auf das linke Bein. Der Oberkörper drückt die beiden Hände nach vorne, bleibt jedoch aufrecht. Die Hände werden maximal bis in Schulterhöhe gehoben. Die schiebende Bewegung erfolgt allein aus der Bewegung des Beckens nach vorne. Die Arme schieben nicht eigenständig, und werden nicht durchgedrückt (vergl. Stellung 7).

Kämpferischer Aspekt: Der kämpferische Aspekt dieser Stellung spricht für sich selbst. Erwähnt werden soll aber noch einmal ausdrücklich, dass im gesamten Verlauf niemals der Kontakt zum Gegner verloren gehen darf.

Stellung 17: Hände kreuzen

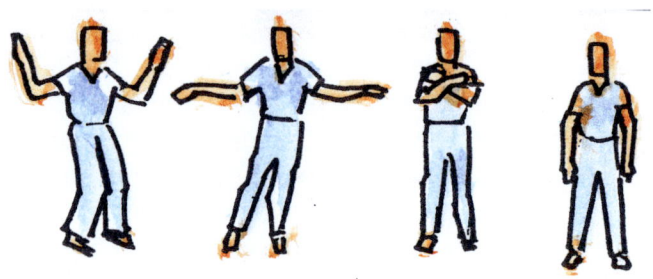

(Abb. 33: Hände kreuzen – *Shih Tzu Shou*; F. Wipfel/H.Mittelstaedt)

Ausgehend von Stellung 16 verlagern Sie das Gewicht auf das rechte Bein. Das linke Bein wird gestreckt und die Hüfte dreht nach rechts und zwar solange, bis die Köperfront nach Nord zeigt.

Die Arme werden parallel zum Boden mitgeführt, nicht durchgestreckt und auf einem imaginären Luftpolster abgelegt. Die Finger hängen leicht. Der linke Fuß dreht auf der Ferse mit, bis er ebenfalls nach Nord zeigt. Jetzt wird das Körpergewicht auf das linke Bein verlagert und der rechte Fuß auf den Zehen mit nach innen gedreht; und zwar solange, bis auch er nach Norden zeigt. Nun wird der rechte Fuß herangeholt und schulterbreit parallel zum linken Fuß aufgesetzt. Die Unterarme werden gleichzeitig nach oben gebeugt.

Sie stehen jetzt mit dem ganzen Köper in Richtung Nord. Nun sinken die Arme in einem großen Kreisbogen bis auf Hüfthöhe. Die Handgelenke nehmen Kontakt auf und kreuzen sich vor dem Dantien.

Der rechte Arm wird körpernah gehalten, der linke Arm befindet sich davor.

<u>Wichtig</u>: Nach der letzten Bewegung der Hände besteht die Möglichkeit, die Form entweder mit einem Zwischenabschluss zu beenden, oder direkt nach dem Kreuzen der Hände vor dem Dantien mit der vollständigen Form fortzufahren.

Info:

<u>Zwischenabschluss</u>

Der Zwischenabschluss wird immer dann duchgeführt, wenn man beim Üben irgendwo in der Form einen Abschluss herbeiführen möchte.

Die Arme sinken – egal aus welcher Stellung heraus – nach unten und hängen locker neben der jeweiligen Körperseite. Danach wird die Stellung 2 „Wecke das Chi" (siehe Seite 113) ausgeführt.

Ganz zum Schluss erfolgt die Einnahme der Grundstellung und das gerade Aufrichten.

Kämpferischer Aspekt: Der Gegner will Sie mit der rechten Hand treffen. Sie drehen den linken Fuß nach rechts, um dem Gegner direkt gegenüberstehen zu können. Sie wehren den Schlag des Gegners mit Ihrer linken Hand ab, bringen dann Ihre Arme in Schulterhöhe und stoßen dem Gegner vor die Brust.

Stellung 18: Tiger umarmen und zum Berg zurückkehren

Bitte lachen Sie nicht, aber jetzt kommen Sie zum ersten Mal in der Form an eine richtige Hürde. Sie müssen nun nämlich einen 180° Schritt ausführen.

Dieser Schritt ist recht einfach machbar, sofern Sie Ihr Gewicht dabei richtig verlagern, gut verwurzelt sind und die Bewegung aus der Hüfte kommt. An dieser Stelle der Form zeigt es sich, wie tief Sie die Grundlagen bereits verinnerlicht haben. Aber haben Sie keine Angst! Selbst alte Hasen schludern hier gerne und häufig.

Lassen Sie die Arme aus ihrer gekreuzten Haltung vor der Brust einfach neben den Körper (ähnlich dem Zwischenabschluss) sinken. Gleichzeitig verlagern Sie das Gewicht aus der neutralen Mittelstellung ganz auf das linke Bein. Erst wenn das Gewicht ganz links ist und erst, wenn die Arme neben dem Körper zur Ruhe gekommen sind, geht es weiter.

Das Gewicht ist jetzt ganz links. Sie sind gut verwurzelt und drehen nun die Hüfte nach rechts. Es erfolgt ein *genüsslicher* 180° Schritt (nicht aufplatschen), an dessen Ende Ihre Körperfront nach Nord/Ost zeigt. Der linke Fuß wird eingedreht und zeigt am Ende nach Nord/Ost. Der rechte Fuß nach Süd/Ost.

Verlagern Sie nun das Gewicht auf das rechte Bein. Dabei bringen Sie beide Arme gleichzeitig nach oben in eine Abwehrstellung, die Sie bereits vom Anfang her kennen. Es ist die Abwehrhaltung aus Stellung 3 **„Fasse den Vogel beim Schwanz"**.

Nach dem 180° Schritt erfolgen hintereinander die Stellungen **4 bis 8**. **„Fasse den Vogel beim Schwanz, Abwehr nach rechts"**, **„Fasse den Vogel beim Schwanz, Zurückrollen"**, **„Fasse den Vogel beim Schwanz, Drücken"**, **„Fasse den Vogel beim Schwanz, Stoßen"** und die **„Peitsche"**.

Kämpferischer Aspekt: Die kämpferischen Aspekte dieser Stellung kennen Sie bereits. Sie können in der Beschreibung zu den Stellungen 4 bis 8 nachgelesen werden.

Stellung 19: Faust unter dem Ellbogen

Sie stehen nun mit der Körperfront in Richtung Nord, Ihr linker Fuß zeigt nach Nord/West, Ihr rechter Fuß nach Nord/Ost. Nun muss die eingenommene Peitschenstellung wieder aufgehoben werden.

Dazu die Hüfte nach links drehen und das Gewicht auf das rechte Bein verlagern. Das Handgelenk der linken Hand dreht sich in seiner aktuellen Position leicht mit der Handfläche nach außen (als würden Sie einen Vorhang halten). Der Arm sinkt nicht herab. Während der Gewichtsverlagerung löst sich die Peitschenhand auf. Die Handfläche zeigt nach unten. Der Arm verbleibt aber ebenfalls in Schulterhöhe und sinkt nicht herab.

Ist das Gewicht ganz auf dem rechten Bein, heben Sie die Zehen des linken Fußes an und drehen ihn auf der Ferse nach links in Richtung Süd/West. Jetzt wird das Gewicht auf den linken Fuß geschoben. Dabei wird die Hüfte nach links gedreht. Die Arme folgen in Schulterhöhe dieser Bewegung. Die Arme werden mit hängenden Ellbogen, nach vorne geöffnet mitbewegt und bleiben in der Körperfront (bitte nicht über die Hüfte hinaus bewegen).

Wenn das Gewicht ganz links ist, wird die Hüfte weiter nach links gedreht. Der linke Arm sinkt kreisförmig nach unten, das Handgelenk dreht sich dabei und die Handfläche zeigt nach oben. Der rechte Arm dreht sich ebenfalls ein. Das Handgelenk der rechten Hand zeigt zum Körper. Der Arm Schützt Ihre Brust.

Nun ziehen Sie den rechten Fuß bogenförmig an das linke Bein heran und setzen ihn eine Schrittlänge nach vorne in Richtung West wieder auf. Mit einer Drehbewegung der Hüfte nach rechts in Richtung West belasten Sie jetzt unverzüglich wieder die rechte Seite. Dabei drehen sich die beiden Arme mit nach West. Der linke Arm wird gehoben, der rechte Arm sinkt vor dem Körper nach unten. Dabei ballen Sie die rechte Hand locker zu einer Faust und halten diese unter den linken Ellbogen.

Dies geschieht alles während der Drehbewegung, nicht nacheinander. Wenn Sie mit der Körperfront in Richtung West ankommen, dann sind auch die Arme in der entsprechenden Endposition.

Kämpferischer Aspekt: Der Gegner versucht einen Schlag mit der rechten Hand auszuführen. Sie nehmen die Stellung „Faust unter dem Ellbogen" ein und stoßen mit der linken Hand den rechten Ellbogen des Gegners weg. Sie verlagern nun sofort Ihr Gewicht auf rechts, gehen leicht in die Hocke und versetzen dem Gegner mit der rechten Faust einen Schlag in die Rippen.

Stellung 20: Schritt zurück und den Affen abwehren, rechts

Die beiden nachfolgenden Stellungen bestehen aus insgesamt 4 Bewegungsabläufen. Diese Bewegungen werden Sie mit großer Wahrscheinlichkeit vor eine schwierige Aufgabe stellen. Sie müssen nämlich die ganze Zeit das Gleichgewicht, die Stabilität und die Koordination der Gliedmaßen halten. Und Sie müssen meine Erklärungen begreifen…

Spätestens nach diesen Stellungen wird Ihnen klar, warum ich Ihnen wärmstens den Besuch eines Kurses empfehle. Oder mit den Worten von Konfuzius (vermutlich um 551 v. Chr bis 479 v. Chr.) ausgedrückt: *„Erzähle mir und ich vergesse. Zeige mir und ich erinnere mich. Lass es mich tun und ich verstehe."*

Alle jetzt folgenden Bewegungen werden gleichzeitig ausgeführt, auch wenn ich sie hier hintereinander beschreibe.

Drehen Sie die Hüfte leicht nach rechts ein. Der rechte Unterarm sinkt nach unten bis auf Hüfthöhe. Die Handfläche zeigt dabei nach oben. Das Handgelenk der linken Hand dreht sich. Der Handteller zeigt in Richtung West. Das gesamte Gewicht wird gleichzeitig auf das rechte Bein verlagert.

Ist das Gewicht ganz rechts, wird das linke Bein einen Schritt weit nach hinten geführt und schulterbreit gerade (parallel zur Gehrichtung) und mit den Zehen zuerst aufgesetzt. Erst danach rollt der ganze Fuß ab.

Senken Sie beim Rückwärtsschritt die linke Hand zur linken Hüfte. Die rechte Hand steigt mit einer kreisförmigen Bewegung bis in Schulterhöhe. Beim Belasten des linken Beines verbleibt die linke Hand in ihrer Position an der linken Hüfte. Der rechte Arm verbleibt ebenfalls an Ort und Stelle in Schulterhöhe. Er bewegt sich beim belasten des linken Beines nur aufgrund einer kleinen Hüftbewegung „scheinbar" nach vorne.

Info: Es sieht nur so aus, als ob der rechte Arm nach vorne bewegt wird. In Wirklichkeit bewegen Sie sich nach hinten. Der Arm verbleibt an seiner Stelle (am Gegner) und wird dabei auf ganz natürliche Weise gestreckt. Sie halten den Kontakt zum Gegner aber bewegen keinesfalls aktiv den Arm. Dies ist Anfangs sehr schwer durchzuführen, sollte aber nach und nach verinnerlicht werden.

Stellung 21: Schritt zurück und den Affen abwehren, links

Jetzt wiederholt sich der Vorgang seitenverkehrt (das Gewicht ist diesmal links) für eine Abwehr links. Der rechte Arm sinkt auf Hüfthöhe, der linke

Arm steigt, ein Schritt rückwärts mit dem rechten Bein und die Hüftbewegung nach hinten links, wobei der linke Arm scheinbar nach vorne bewegt wird.

Nun erfolgt noch einmal die **Stellung 20 „Schritt zurück und den Affen abwehren, rechts"**

Kämpferischer Aspekt: Sie ziehen sich zurück und halten dennoch den Kontakt zum Gegner und ihn dabei zusätzlich auch noch auf Distanz. Wenn die Bewegung richtig ausgeführt wird, können Sie den Gegner sogar wegschleudern, obwohl Sie keine aktive Bewegung ausführen.

Stellung 22: Diagonales Fliegen

Was jetzt kommt, kennen Sie bereits. Einerseits werden Sie nun eine Abwehrbewegung durchführen, die Sie in Stellung 3 bereits hatten (nur ist es diesmal eine Abwehr nach rechts) und zum anderen werden Sie, wie in **Stellung 18**, erneut einen großen Schritt ausführen. Diesmal aber „nur" 130°. Sie haben ja bereits Übung...

Sie befinden sich in der Haltung aus dem dritten Rückwärtsschritt (Abwehr rechts). Das Gewicht ist links. Sie drehen beide Handgelenke derart, dass Sie vor Ihrem Körper einen Ball aufnehmen. Nun drehen Sie diesen Ball vor Ihrem Körper so, dass nun der linke Arm oben und der rechte Arm unten ist (rechts sinkt, links steigt). Im Grunde sieht die Bewegung aus, als würden Sie ein großes Steuerrad drehen.

Jetzt heben Sie den rechten Fuß vom Boden ab und drehen sich aus der Hüfte und unserer Mitte heraus nach rechts. Dazu ist es wichtig, ganz links verwurzelt zu sein, denn nur dann können Sie den rechten Fuß gezielt nach der 130° Drehung (Nord/Ost) mit der Ferse zuerst aufsetzen ohne auf den Boden zu „platschen".

Setzen Sie den Fuß mit der Ferse zuerst auf und schieben Sie das Gewicht danach ganz auf das rechte Bein. Dabei führen Sie die Abwehrbewegung aus Stellung 3 durch, nur das Sie diesmal mit dem rechten Arm Ihren Körper schützen und die linke Hand den Kontakt mit dem Boden aufnimmt.

Den kämpferischen Aspekt dieser Stellung können Sie übrigens in **Stellung 3** nachlesen.

Stellung 23: Wolkenhände rechts

Auch die nun folgenden Wolkenhände stellen eine ziemlich komplizierte Bewegungsfolge dar. Ich konzentriere mich daher beim Beschreiben der Abläufe nur auf die wesentlichen Dinge.

Das Gewicht ist ganz rechts. Drehen Sie sich in der Hüfte nach rechts und nehmen Sie an der rechten

Seite einen Ball auf (rechte Hand oben). Jetzt heben Sie den linken Fuß vom Boden ab und setzen ihn schulterbreit nach links (West) wieder ab. Die Hände sind immer noch an der rechten Seite.

Jetzt wird das gesamte Gewicht auf den linken Fuß verlagert. Gleichzeitig mit der Gewichtsverlagerung tauschen die Arme die Position. In einer Halbkreisbewegung kommen sie vor dem Körper so zur Ruhe, dass der linke Arm den oberen und der rechte Arm den unteren Teil des Rumpfes (immer noch an der rechten Seite) schützt. Nun drehen Sie sich in der Hüfte nach links. Die Hände behalten dabei ihre Position. Während der Drehung ziehen Sie den rechten Fuß leicht nach links nach. Haben die Arme die Endposition an der linken Seite erreicht, heben Sie den rechten Fuß ab und stellen ihn parallel neben Ihren linken Fuß.

Stellung 24: Wolkenhände links

Es erfolgt eine Gewichtsverlagerung auf das rechte Bein und die Arme tauschen dabei erneut ihre Position (siehe 3. Absatz Seite vorher). Der rechte Arm schützt nun den oberen Teil und der linke Arm den unteren Teil Ihres Körpers. Alle anderen Bewegungen entsprechen der vorherigen Bewegung, nur Seitenverkehrt. Danach folgen noch einmal die Wiederholungen „**Wolkenhände, rechts**", „**Wolkenhände, links**" und die „**Peitsche**" (wobei Sie diesmal den linken Fuß etwas weiter als schulterbreit nach vorne abstellen). Insgesamt gehen Sie während der Wiederholungen drei Schritte nach links. Die Bewegungen enden in der Peitsche. Die Blickrichtung ist West.

<u>Stellung 25: Gehockte Peitsche</u>

Sie befinden sich in der bekannten Stellung „Peitsche". Das Gewicht ist vorne links. Der Stand ist etwas breiter, als Sie es bei der Peitsche sonst gewohnt sind.

Manchmal erlebe ich, dass Praktizierende sehr effektvoll tief in die gehockte Peitsche hineingleiten. Das spricht zwar für die Geschmeidigkeit des Ausführenden, doch wirklich nötig ist es nicht. Meister Cheng Man-Ch'ing kam in den letzten Jahren seines Lebens auch nicht mehr wirklich tief hinunter und hätte dennoch jeden Gegner von den Beinen geholt. Halten Sie es wie der Meister und legen Sie beim Üben besonderen Wert auf eine saubere Körperdrehung.

Drehen Sie sich in der Hüfte nach rechts. Gleichzeitig dreht sich dabei auch der rechte Fuß um 45° auf der Ferse nach rechts. Die Peitschenhand bleibt erhalten. Nun verlagern Sie das Gewicht auf das rechte Bein. Sie sinken leicht durch Beugung des rechten Knies ein und der linke Arm dreht sich gleichzeitig so, dass er danach zum rechten Arm gewandt ist. Er wird beim Absenken mitgeführt. Die Peitsche wird noch nicht aufgelöst.

Das linke Bein ist nun ganz gestreckt. Drehen Sie sich in der Hüfte leicht nach links. Die Zehen des linken Fußes werden leicht nach rechts gedreht.

Wichtig: Die Peitsche wird noch immer nicht aufgelöst!

Stellung 26: Goldener Hahn steht auf einem Bein, rechts

Vorbemerkung: Mit „rechts" ist hier die Seite gemeint, auf der Sie abwehren beziehungsweise angreifen. Sie stehen am Ende **nicht** auf dem rechten Bein.

Verlagern Sie das Gewicht mit einer Hüftdrehung nach links auf das linke Bein. Der linke Arm wird dabei mit der Handfläche nach oben über das ausgestreckte linke Bein geführt und kommt in Schulterhöhe zur Ruhe.

Erst wenn jetzt das Gewicht ganz links, lösen Sie (endlich) die Peitschenhand auf. Der rechte Arm sinkt nach unten und nimmt auf dem halbkreisförmigen Weg nach oben das rechte Bein mit. Das rechte Knie wird gebeugt und bis auf Hüfthöhe angehoben. Der rechte Ellbogen wird ebenfalls gebeugt. Der rechte Arm kommt in Schulterhöhe zur Ruhe. Etwa in der Hälfte der Aufwärtsbewegung treffen sich die beiden Hände, denn die linke Hand wird während dieser Bewegungen gleichzeitig nach unten bewegt und kommt neben der linken Hüfte zur Ruhe und „stützt" die Erde.

Die Zehen Ihres rechten Fußes hängen locker nach unten. Sie blicken in Richtung West.

<u>Stellung 27: Goldener Hahn steht auf einem Bein, links</u>

Es gelten im Grunde dieselben Erklärungen wie in **Stellung 26**, nur seitenverkehrt.

Stellen Sie den rechten Fuß mit den Zehen zuerst auf (etwas nach hinten versetzt in Richtung West) und belasten Sie das rechte Bein. Während dieser Belastung werden die Stellungen der Hände getauscht.

Die Zehen des linken Fußes hängen locker nach unten.

Kämpferischer Aspekt: Werden Sie in der Stellung „Gehockte Peitsche" angegriffen, richten Sie Ihren Körper auf. Sie greifen die Kehle des Gegners mit der rechten Hand an und zielen mit dem rechten Bein auf seinen Unterleib. Reicht das nicht, dann eben noch einmal mit links.

Stellung 28: Rechten Fuß heben

Ihr linker Fuß wird schulterbreit einen Schritt nach hinten aufgesetzt (mit den Zehen zuerst). Ihr linker Arm sinkt, Ihr rechter Arm steigt und über dem rechten Oberschenkel nehmen Sie einen Ball auf.

Jetzt verlagern Sie das Gewicht auf das linke Bein. Sie drehen sich dabei gleichzeitig in der Hüfte nach links und nehmen die Stellung „Abwehr nach links" (**Stellung 3**) ein. Dann weiter nach links drehen. Der linke Arm sinkt an den linken Oberschenkel, der rechte Arm dreht sich zum Körper und schützt unsere obere Körperhälfte.

Das Gewicht ist ganz links. Nun in der Hüfte zurück nach rechts (in Richtung West) drehen und den linken Arm dabei in einer Kreisbewegung mitnehmen. Beide Arme werden am Ende der Drehbewegung vor dem Körper gekreuzt. Die Handflächen zeigen nach innen.

Die Hände lösen sich und sinken in einer Kreisbewegung zuerst nach unten und dann ohne Unterbrechung bis auf Schulterhöhe nach oben. In der aufsteigenden Bewegung wird das rechte Bein mitgenommen. Der Fuß befindet sich am Ende in Höhe des Schienbeins und ist ganz entspannt. Sie schauen in Richtung West.

Kämpferischer Aspekt: Sie werden von Ihrem Gegner von rechts gestoßen, wehren ihn mit der Rechten ab und führen einen Tritt an sein Schienbein aus.

Stellung 29: Linken Fuß heben

Es gelten im Grunde dieselben Erklärungen wie in **Stellung 28**, nur seitenverkehrt.

Stellung 30: Drehung und Stoß mit der linken Ferse

Aus der vorherigen Stellung heraus lassen Sie das linke Bein sinken und bringen den linken Fuß neben den Knöchel des rechten Beines (nicht auf den Boden stellen). Die beiden Arme bewegen sich gleichzeitig parallel nach rechts.

Dann folgt auf dem rechten, belasteten Bein eine 180° Drehung aus der Hüfte heraus (nicht mit den Armen Schwung holen!). Die Drehung erfolgt auf der Ferse des rechten Fußes. Sie beenden die Drehung, wenn Sie sich mit der Körperfront in Richtung Ost befinden.

Das Gewicht befindet sich nach der Drehung weiterhin auf dem rechten Bein. Jetzt das Knie beugen, den linken Oberschenkel bis auf Hüfthöhe anheben und die beiden Arme vor der Brust so halten, als würden Sie erneut einen Baum umarmen.

Jetzt mit dem linken Bein einen Fersenstoß ausführen und die Arme nach kreisförmig öffnen. Die Handflächen zeigen nach vorne.

Nun folgen ansatzlos die Stellungen „**Linkes Knie streifen**" (Stellung 12) und „**Rechtes Knie streifen**". Diese Bewegung hatten Sie zwar noch nicht. Sie ist aber im Grunde die **Stellung 12**, nur eben seitenverkehrt. Die beiden Bewegungen und die **Stellung 31** werden gleichzeitig mit jeweils einem Schritt nach vorne (Ost) ausgeführt. Dieser muss hier noch erklärt werden.

Das abgehobene Bein wird schulterbreit nach vorne aufgestellt und dann belastet. Der Fuß wird dabei gerade nach vorne ausgerichtet. Dabei erfolgt das „**Linkes Knie streifen**". Jetzt das Gewicht zurück auf das rechte Bein nehmen. Den linken Fuß leicht nach links außen drehen. Das Gewicht wieder auf links nehmen, den rechten Fuß vom Boden abheben und schulterbreit nach vorne wieder aufstellen (Fuß gerade nach vorne aufstellen). Das rechte Bein belasten und „**Rechtes Knie streifen**" ausführen.

Stellung 31: Schritt vorwärts und tiefer Fauststoß

Gewicht wieder nach hinten links nehmen. Den rechten Fuß nach rechts außen drehen und das rechte Bein wieder belasten. Jetzt den linken Fuß abheben und – wie bereits gehabt – schulterbreit nach vorne aufstellen. Während des Abhebens wird der rechte Arm mit nach oben genommen und die rechte Hand zu einer leichten Faust geschlossen.

Nun das Gewicht wieder ganz auf links schieben, mit der linken Hand das linke Knie streifen und mit der rechten Faust am rechten Knie vorbei nach unten stoßen.

Erneut erfolgt nun ein Schritt mit dem rechten Bein und dabei gleichzeitig die Stellung „**Abwehren nach rechts**" (**Stellung 4**). Danach folgen hintereinander die **Stellungen 5 bis 8. Zurückrollen, Drücken, Stoßen und Peitsche.** Sie stehen am Ende dieser Bewegungsabfolge in Richtung West.

Stellung 32: Schöne Dame am Webstuhl, I

Die nachfolgend beschriebenen Bewegungsabläufe stellen, nicht zum ersten Mal, eine gewisse Herausforderung in der Form dar. Sie schauen nämlich nacheinander in alle vier Himmelsrichtungen und müssen dabei stets Ihr Körpergewicht gut verlagern. Dass alle Drehungen aus der Hüfte kommen, versteht sich natürlich nahezu von selbst.

Verlagern Sie Ihr Körpergewicht vollständig auf das hintere rechte Bein. Dabei dreht sich das Handgelenk Ihrer linken Hand so, dass die Handfläche in Richtung Nord zeigt. Die rechte Peitschenhand wird noch nicht aufgelöst.

Jetzt drehen Sie sich in der Hüfte nach rechts und führen dabei den linken Fuß soweit wie möglich nach rechts mit. Der rechte Fuß bleibt stehen. Die Peitschenhand bleibt bestehen und wird mitgeführt. Ebenso der linke Arm (Vorhang aufschieben). Nun verlagern Sie während der Drehung das Gewicht auf das linke Bein und drehen sich in der Hüfte weiter nach rechts. Der rechte Fuß dreht mit, wird vom Boden abgehoben und aufgrund der Hüftbewegung automatisch mitgenommen. Die Bewegung ähnelt dem Eindrehen, das Sie durchführen, bevor Sie die „Peitsche" einnehmen und daher bereits kennen

Stellen Sie den Fuß mit der Ferse zuerst in Richtung Süd/Ost auf und belasten das rechte Bein mit Ihrem Körpergewicht. Der Peitschenarm wird aufgelöst und sinkt an den rechten Oberschenkel (den Boden stützen). Heben Sie den linken Fuß vom Boden ab und machen Sie einen Schritt in Richtung Ost. Schieben Sie Ihr Körpergewicht auf das linke Bein. Der linke Arm schützt jetzt Ihren Oberkörper. Sie blicken in Richtung Ost.

Jetzt erfolgt – das Gewicht ist links – eine kurze Hüftdrehung nach links. Dabei wird der rechte Arm nach oben in Stirnhöhe geführt. Der linke Arm wird ebenfalls bis in Stirnhöhe bewegt. Beide

Handflächen drehen sich und zeigen am Ende nach außen in Richtung Nord/Ost. Sie blicken durch die Hände in dieselbe Richtung. Linker Arm oben, rechter Arm unten

<u>Stellung 33: Schöne Dame am Webstuhl, II</u>

Nehmen Sie das Gewicht zurück auf das rechte Bein. Die Arme drehen sich zum Körper und werden wie bei den Wolkenhänden gehalten (links oben, rechts unten). Jetzt drehen Sie sich erneut in der bekannten Art und Weise ein. Drehen Sie sich in der Hüfte nach rechts und führen Sie dabei den linken Fuß soweit wie möglich nach rechts mit. Der rechte Fuß bleibt stehen.

Wieder während der Drehung das Gewicht auf das linke Bein verlagern und in der Hüfte weiter nach rechts drehen. Der rechte Fuß dreht mit, wird vom Boden abgehoben und aufgrund der Hüftbewegung automatisch mitgenommen. Die Arme werden in der, vorher eingenommenen, Haltung mitgeführt

Stellen Sie den Fuß mit der Ferse zuerst in Richtung Nord/West auf und belasten Sie das rechte Bein mit Ihrem Körpergewicht. Nun führen Sie eine leichte Hüftdrehung nach rechts aus. Dabei werden der rechte und der linke Arm nach oben in Stirnhöhe geführt. Beide Handflächen drehen sich und zeigen am Ende nach außen in Richtung

Nord/West. Sie blicken durch die Hände in dieselbe Richtung. Rechter Arm oben, linker Arm unten. Es folgt die **Schöne Dame am Webstuhl, III**

Drehen Sie sich in der Hüfte leicht nach links. Der linke Arm sinkt unter den rechten Ellenbogen. Nun heben Sie den linken Fuß vom Boden ab und machen einen Schritt in Richtung West. Schieben Sie Ihr Körpergewicht auf das linke Bein. Der linke Arm schützt jetzt Ihren Oberkörper. Sie blicken in Richtung West.

Jetzt erfolgt – das Gewicht ist nun links – eine kurze Hüftdrehung nach links. Dabei wird der rechte Arm nach oben in Stirnhöhe geführt. Der linke Arm wird ebenfalls bis in Stirnhöhe bewegt. Beide Handflächen drehen sich und zeigen am Ende nach außen in Richtung Süd/West. Blicken Sie durch die Hände in dieselbe Richtung. Der linke Arm ist oben, der rechte Arm ist unten.

Es folgt die **Schöne Dame am Webstuhl, IV**

Was jetzt kommt, kennen Sie bereits aus der **Stellung 33**. Nehmen Sie das Gewicht zurück auf das rechte Bein. Die Arme drehen sich zum Körper und werden wie bei den Wolkenhänden gehalten (links oben, rechts unten). Jetzt drehen Sie sich ein letztes Mal in der Ihnen bekannten Art und Weise ein. Drehen Sie sich in der Hüfte nach rechts und führen Sie dabei den linken Fuß soweit wie möglich nach rechts mit. Der rechte Fuß bleibt stehen. Wieder während der Drehung das Gewicht auf das linke Bein verlagern und in der Hüfte weiter nach rechts drehen. Der rechte Fuß dreht mit, wird vom Boden abgehoben und aufgrund der Hüftbewegung automatisch mitgenommen. Die Arme werden in der, vorher eingenommenen, Haltung mitgeführt

Stellen Sie den Fuß mit der Ferse zuerst in Richtung Süd/Ost auf und belasten Sie das rechte Bein mit Ihrem Körpergewicht. Führen Sie eine leichte Hüftdrehung nach rechts aus. Dabei werden der rechte und der linke Arm nach oben in Stirnhöhe geführt. Beide Handflächen drehen sich und zeigen am Ende nach außen in Richtung Süd/Ost. Blicken Sie durch die Hände in dieselbe Richtung. Der rechte Arm ist oben, der linke Arm ist unten.

Geschafft! Sie haben einen der komplexesten Bewegungsabläufe der Form absolviert. Jetzt folgt bekanntes Terrain. Es folgen die **Stellungen 4 bis 8 – "Fasse den Vogel beim Schwanz", "Abwehren nach links", "Abwehren nach rechts", "Zurückrollen", "Drücken", "Stoßen"** und die **"Peitsche"** – sowie die **"gehockte Peitsche"** aus **Stellung 25.** Sie blicken in der Endposition in Richtung West.

Stellung 34: Stoß zu den sieben Sternen

Dieser Bewegungsablauf wird Ihnen in seiner Ausführung ganz sicher bekannt vorkommen. Er entspricht im Ansatz nämlich der **Stellung 26** „Goldener Hahn steht auf einem Bein, rechts". Nur der Abschluss weicht von dieser Stellung etwas ab.

Verlagern Sie das Gewicht mit einer Hüftdrehung nach links auf das linke Bein. Der linke Arm wird dabei mit der Handfläche nach oben über das ausgestreckte linke Bein geführt (gehockte Peitsche) und kommt in Schulterhöhe – die Hand leicht zu einer Faust geschlossen – zur Ruhe. Die Fingerknöchel sind zum Körper gewandt.

Ist das Gewicht ganz links, wird die Peitschenhand aufgelöst. Der rechte Arm sinkt nach unten und nimmt auf dem halbkreisförmigen Weg nach oben das rechte Bein mit. Das rechte Knie wird gebeugt und bis auf Hüfthöhe angehoben. Der rechte Arm kommt in Schulterhöhe vor dem Linken Arm zur Ruhe. Die Fingerknöchel zeigen zum Körper. Der rechte Fuß wird leer mit den Zehen in Richtung West aufgesetzt.

Die Bewegungen der Arme und Beine – insbesondere des rechten Armes und des rechten Beines – sind synchron und erfolgen nicht nacheinander.

Stellung 35: Schritt zurück und den Tiger reiten

Auch diese Bewegung kommt Ihnen bekannt vor. Sie ist eine Mischung aus den **Stellungen 20 und 21 „Schritt zurück und den Affen abwehren"** und der **Stellung 11 „Weißer Kranich kühlt seine Flügel"**.

Drehen Sie sich in der Hüfte leicht nach rechts und bewegen Sie den rechten Fuß ebenfalls nach rechts. Lassen Sie dabei gleichzeitig die Arme sinken (diese kommen an ihren jeweiligen Oberschenkeln zur Ruhe) und setzen Sie den rechten Fuß mit der Ferse zuerst in Richtung Nord auf.

Jetzt belasten Sie das rechte Bein mit Ihrem Körpergewicht und drehen sich in der Hüfte nach links in Richtung West. Der linke Arm streift den linken Oberschenkel uns stützt die Erde. Der rechte Arm steigt bis in Schulterhöhe nach oben. Die Handfläche zeigt in Richtung West. Sie blicken in dieselbe Richtung.

Stellung 36: Drehung und mit dem Bein über den Lotos streifen

Das Gewicht ist ganz rechts. Die Arme sinken bis auf Brusthöhe. Die Handflächen zeigen zum Boden. Der linke Fuß wird nun etwas vom Boden abgehoben, leicht nach links bewegt und folgt dann der Hüftdrehung nach rechts.

Drehen Sie sich um 360° nach rechts und zwar solange, bis der linke Fuß den Boden berührt und einem Winkel von 45° zur Vorderseite (Süd/West) einnimmt. Wichtig ist, dass die Bewegung aus der Hüfte erfolgt. Es wird kein Schwung über die Arme oder das linke Bein geholt.

Jetzt verlagern Sie das Gewicht ganz auf das linke Bein. Das rechte Knie ist gebeugt und der rechte Oberschenkel bis auf Hüfthöhe angehoben. Führen Sie eine leichte Hüftdrehung nach links aus. Dabei bewegt sich das rechte Bein auf die linke Seite und die beiden Arme zur rechten Seite des Körpers.

Nun erfolgt eine Hüftdrehung nach rechts. Die Hände bewegen sich nun wieder nach links, das rechte Bein nach rechts. Beugen Sie den Oberkörper etwas nach vorne. Dadurch streifen die Gliedmaßen hörbar aneinander vorbei.

Kämpferischer Aspekt: Mit der oben beschriebenen Bewegung lässt sich sehr gut ein rechter Faststoß abwehren. Mit Ihren Händen halten Sie den rechten Arm des Gegners in Schach. Mit dem rechten Bein führen Sie einen hohen Tritt zur rechten Seite des Angreifers aus.

Stellung 37: Bogen spannen und den Tiger schießen

Stellen Sie den rechten Fuß mit den Zehen leicht versetzt hinter sich auf dem Boden auf und drehen Sie sich dabei in der Hüfte weiter nach rechts. Die Arme drehen sich mit, sinken und die Hände werden zu leichten Fäusten geballt.

Machen Sie mit dem rechten Fuß nun einen Schritt seitlich nach vorne und setzen Sie ihn mit dem Ballen zuerst auf. Das Gewicht wird auf das rechte Bein verlagert und eine Drehbewegung der Hüfte nach links eingeleitet. Der rechte Arm wird in Stirnhöhe gehoben, die Fingerknöchel zeigen zur Stirn. Der linke Arm befindet sich in Höhe des Bauchnabels, die Fingerknöchel zeigen von Ihnen weg. Die Arme schwingen bei der Linksbewegung mit. Sie blicken am Ende wieder in Richtung West.

An diesen Bewegungsablauf schließen sich nun wieder bekannte Stellungen an. Es folgen **„Schritt vorwärts, blockieren, parieren und Fauststoß"** **(Stellung 14 und 15)**, **„Zurückziehen und stoßen"** **(Stellung 16)** und **„Hände kreuzen" (Stellung 17)**.

Stellung 38: Abschluss der T'ai Chi-Form

Nach dem Händekreuzen sinken die Arme nach unten und verschränken sich dort kurz (das rechte Handgelenk kommt über dem linken Handgelenk zur Ruhe). Die sich berührenden Hände werden nach oben vor die Brust geführt. Dabei tauschen die Handgelenke ihre Position. Drehen Sie die Hände und öffnen Sie einen imaginären Vorhang. Schieben Sie diesen auf (schulterbreit) und lassen Sie die Hände wieder sinken (wie in **Stellung 2** beschrieben).

Sie befinden sich nun in der Ausgangsstellung (**Stellung 1**), aus der Sie nun abschließend in die Grundhaltung zurückkehren. Verlagern Sie Ihr Gewicht nach rechts und ziehen Sie den linken Fuß an den rechten Fuß heran. Stellen Sie ihn in neben Ihrem rechten Knöchel in einem Winkel von 45° ab. Dann verlagern Sie das Gewicht nach links und den drehen den rechten Fuß nach rechts, bis auch er sich in einem Winkel von 45° befindet. Nun nehmen Sie das Gewicht in die Mitte und richten sich auf. Die Hände hängen locker neben dem Körper und Sie blicken wieder in Richtung Nord. Zumindest sollten Sie das tun und Sie sollten auch (fast) wieder an der Stelle stehen, an der Sie begonnen haben.

Sie haben es geschafft und die Yang-Stil Kurzform nach Meister Cheng Man-Ch'ing einmal ganz durchlaufen. Selbstverständlich werden Sie noch viele Fragen haben. Ich kann mich daher nur wiederholen: Machen Sie einen Kurs und üben, üben, üben…

Danksagung

An der Entstehung dieses Buches waren ganz viele Menschen beteiligt, die ich aus Mangel an Platz nicht einzeln aufzählen kann, denen ich aber für ihren Rat, ihre konstruktive Kritik und vor allem für ihre Geduld danken möchte.

Ganz besonders bedanken möchte ich mich aber bei meinem Lehrer Prof. Dr. Hans-Joachim Salize, dessen kurzweiligen Übungsstunden an der Volkshochschule in Weinheim a.d. Bergstraße ich seit 1999 treu geblieben bin. Ich lerne jeden Dienstag etwas dazu.

Vor allem möchte ich mich auch bei Angela und Luigi La Foresta für deren Zustimmung zur Nutzung von Friedrich Wipfels Illustrationen und Fotos bedanken. Ohne die hervorragenden Zeichnungen ihres Vaters und Schwiegervaters wären auf den vorangegangenen Seiten dieses Buches ganz sicher viele Bewegungsabläufe unklar geblieben. Leider ist sein zeichnerisches Werk unvollendet geblieben.

Friedrich Wipfel war mit weit über 90 Jahren, der wohl älteste T'ai Chi Ch'uan Lehrer Deutschlands.

Geboren vor 100 Jahren, am 16. April 1915 in Mannheim, erlernte er sein Handwerk unter anderem bei Cheng Man-Ch'ing selbst. Friedrich Wipfel verstarb am 13. Juli 2009 im Alter von 94 Jahren. Friedrich, ich danke dir für alles!

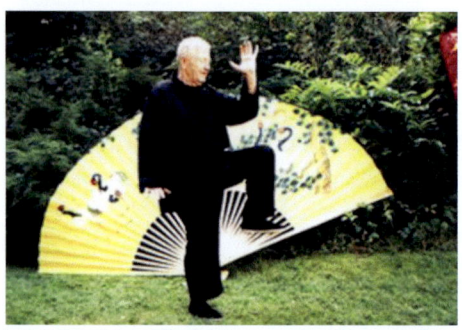

(Abb. 34: Friedrich Wipfel; Foto: privat Fam. La Foresta)

Danken möchte ich zudem auch Eric Fertig, einen langjährigen Begleiter von Friedrich Wipfel, für seine Freundschaft und Unterstützung und vor allen für die gemeinsamen Übungsstunden am Sonntagmorgen.

Natürlich darf auch diesmal meine Frau Claudia nicht zu kurz kommen, der ich für ihre Geduld und ihre erneute Unterstützung bei der Gestaltung dieser Neuauflage danke. Und natürlich meinem Sohn Joel Manolis, der mir tausend Fragen zum T'ai Chi Ch'uan gestellt hat und noch immer stellt. An dieser Stelle möchte ich ihm noch einmal klipp und klar antworten:

Papa haut keine Steine in zwei Teile! Das bringt nichts ein und tut unter Umständen höllisch weh. So etwas überlasse ich lieber den Schülern der harten Schule... ☺

Abschließend möchte ich Ihnen dafür danken, dass Sie mich so ausdauernd und wissbegierig duch die Yang-Stil Kurzform nach Meister Cheng Man-Ch'ing begleitet haben. Ich bin mir an dieser Stelle ziemlich sicher, dass bei Ihnen noch immer viele Fragen offen, oder sogar mehr geworden sind. Daher abschließend nochmals mein Rat an Sie:

Kein Buch, kann das Erlernen von T'ai Chi Ch'uan in der Praxis ersetzen. Selbst tausend Zeichnungen oder sogar Hochglanzfotos können nicht darstellen, was das menschliche Auge wahrzunehmen vermag. Gehen Sie unbedingt in den Unterricht zu einer Lehrerin oder einen Lehrer Ihres Vertrauens. Denn:

„Erzähle mir und ich vergesse. Zeige mir und ich erinnere mich. Lass es mich tun und ich verstehe."
(Konfuzius)

Quellenverzeichnis

Literatur:

Anne Ferrier – *Schon Konfuzius sagte...* - Fränkisch Crumbach 2009
Bernhard Moestl – *Shaolin Kalender 2010* – München 2009
Bernhard Moestl – *Shaolin Kalender 2011* – München 2010
Bernhard Moestl – *Shaolin-Du musst nicht kämpfen, um zu siegen* – München 2008
Bukkyo Dendo Kyokai – *The Teaching Of Buddha* – Tokyo 2004
Cheng Man Ch'ing – *Dreizehn Kapitel zu T'ai Chi Ch'uan* – München 2000
Cordula Bluhut (Hrsg.) – *Fernöstliche Weisheiten* – Wien 2003
Dr. Jian Wang, Karl Schmeisser – *stark & gesund durch Qigong* – 1999
Dr. Maoshing Ni – *Der gelbe Kaiser* – Frankfurt a. Main 2008
Frits Blok – *I Ging* – Köln 1997
Heiko Mittelstaedt – *T'ai Chi Ch'uan* – Norderstedt 2008
Hong Li Yuan – *Qi Gong Ein praxisbezogenes Lehrbuch über eine uralte chinesische Heilkunst* – München 2010

Hong Li Yuan – *Tai Chi Chuan Chen Stil Übungen für Körper und Geist Ein praxisbezogenes Lehrbuch* – München 2010
Issai Chozan – *Zen und Schwert in der Kunst des Kampfes* – München 2011
Jan Silberstorff – *Chen* – München 2005
Kenneth Cohen – *Qigong* – München 2005
Kenzo Fukai – *Yamamoto Tsunetomo-Hagakure* – Augsburg 2001
Klaus Hirsch – *Karate kinderleicht erklärt* – München 2006
Lao Vongvilay, Oliver Bottini – *Das Taiji der Fünf Tiere* – Frankfurt a. Main 2006
Lüer Mehrtens – Taijiquan & Qigong Journal 4/2005 – Hamburg 2005
Michael Günther (Hrsg.) – *Die Weisheit Asiens* – München 1999
Pascal Fauliot – *Die Kunst zu siegen, ohne zu kämpfen* – München 2003
Patrick Lindley – *SUN TSU ÜBER DIE KRIEGSKUNST* – Wiesbaden 2005
Paul Elling – *Richtig Atmen* – München 1992
Pauline Charrett – *Chinesische Tuschemalerei* – Augsburg 1998
Ray Pawlett – *HANDBUCH TAI CHI* – München 2005
Richard Wilhelm – *I Ging* – München 2004
Richard Wilhelm – *Konfuzius Gespräche* – München 2005
Richard Wilhelm – *Laotse-Tao te king* – Köln 2006
Robert Parry – *easy tai chi* – München 2008

Stewart McFarlane – *Tai Chi Das Praxishandbuch* – Starnberg 2006

Tamke, Thomas – *TAI CHI CHUAN SHEN GONG* – Apen 2005

Taro Yamata (Hrsg.) – *Miyamoto Musashi-Das Buch der Fünf Ringe* – München 2003

Therese Iknoian, Manny Fuentes – *T'ai Chi Für Dummies* – Weinheim 2008

Toyo & Petra Kobayashi – *T'ai Chi Ch'uan Ein praktisches Lehrbuch zum Selbststudium* – München 1986

Wolfe Lowenthal – *Es gibt keine Geheimnisse* – München 2003

Wolfgang Metzger & Zhou Peifang – *Taijiquan Qigong* – München 1995

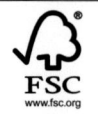